优生优育专家组　联袂编写

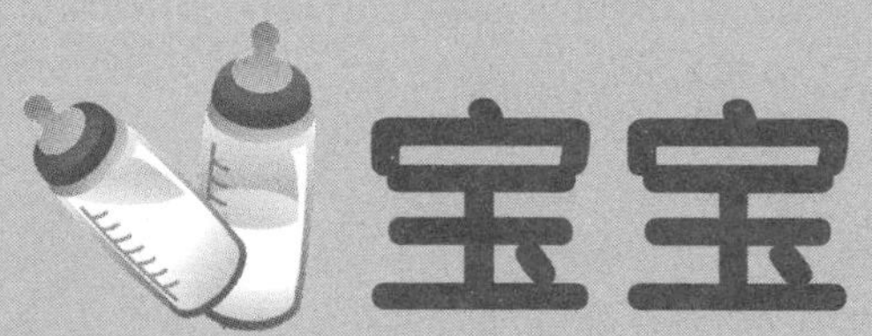

宝宝月子护理全面指导

BaoBao Yuezi Huli Quanmian Zhidao

主编：马晓珊　副主编：初明　陈玉琴

中国人口出版社

我们坚持以专业精神，科学态度，为您排忧解惑。

目录

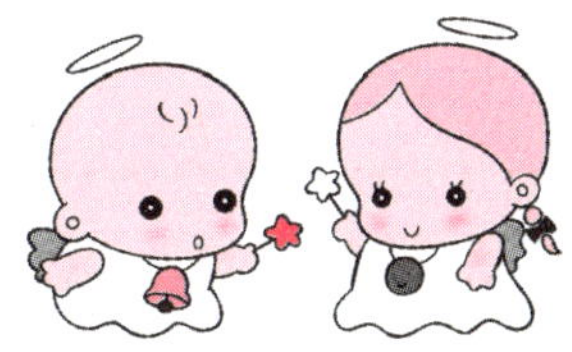

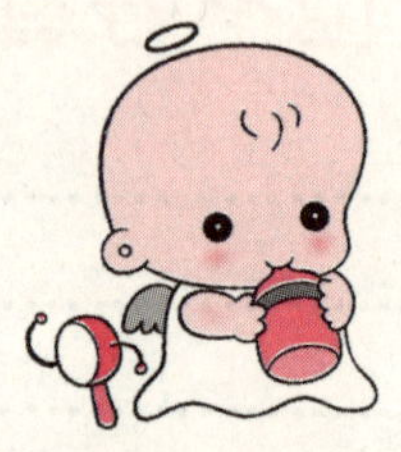
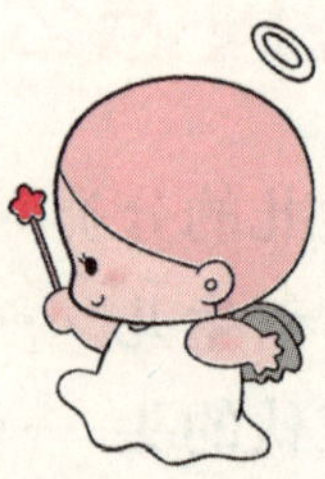

Part 4 全家终于“团圆”了 64

Part 5 母乳是婴儿最好的食物 76

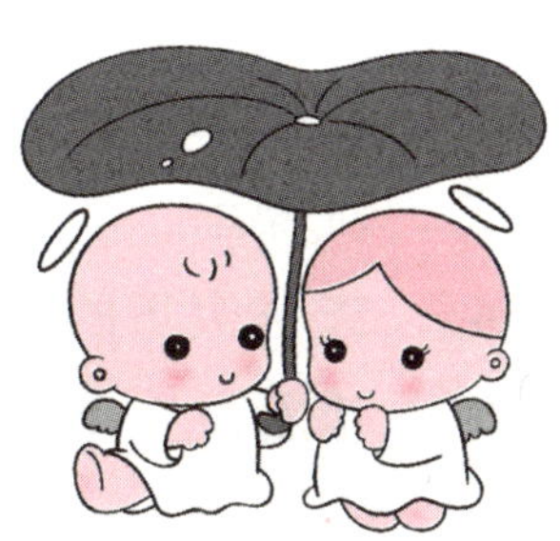

Part 9 清洁宝贝：不然像个叫花子 157

Part 10 月子宝宝：“我愿意学习” 172

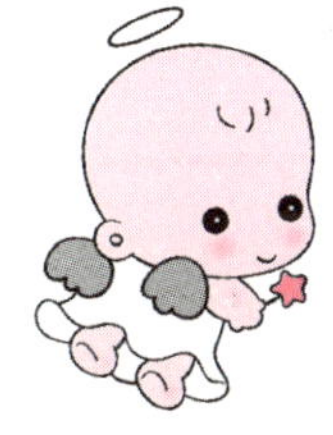

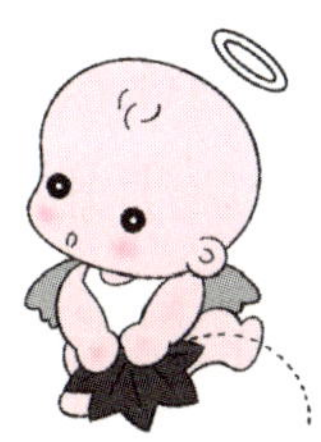

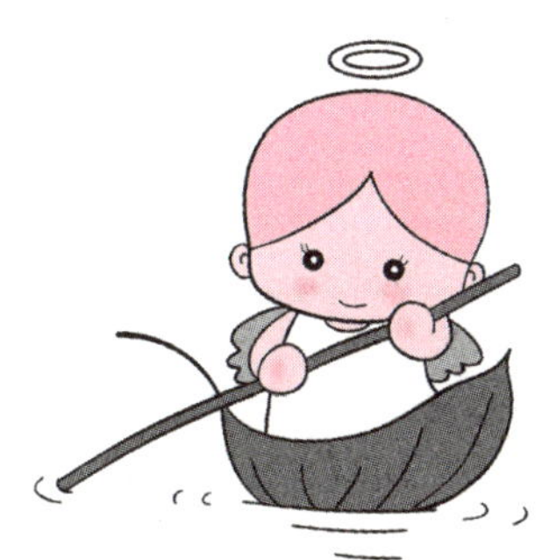

宝宝的愿望

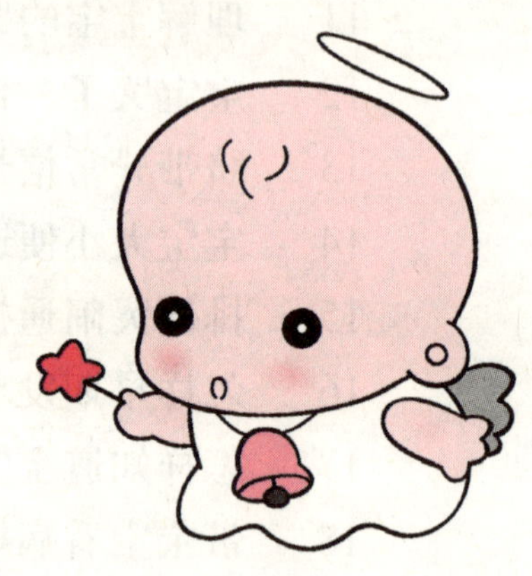

妈，妈妈，我终于用我的眼睛看见了你，原来你是这么温柔、这么慈祥！

可是，我初到人世，那种体验并不像成年人想象的“换了个新环境”、“又新奇又好玩”。我从温暖舒适、静谧暗暗的母腹中出来，忽然激增的寒冷感和光线刺激，让我很不舒服。

温度、湿度、压力、呼吸方式全变了！外面的世界如此嘈杂、混乱、空旷、冷漠，我感到非常的孤立无援！面对这个不太适应的、陌生的外部世界，我焦虑、紧张、不安……

妈妈，我要回去，我要回到那个熟悉的故乡去！

面对刚刚出生的小宝宝，看着他惊恐的眼神和求助的渴望，妈妈怎样抚慰他的焦虑和不安呢？这是宝宝护理的第一课。

1.尽快把赤身裸体的小生命放入妈妈的怀中。当宝宝听到妈妈的心跳，贴着妈妈的体温，闻到熟悉的气味，就会感到莫大的安慰，会产生再度与母亲结为一体的心理渴望。

2.如果这个时候妈妈把乳房给他，小家伙一定会紧紧地抱住乳房，拼命地吸吮。虽然这个时候妈妈的奶汁还没有正式准备好，还只能提供少许稀清的初乳。但他可不管有没有奶，他最需要的不是乳汁，而是乳房！

小宝宝第一次获得的是“及时奶”，他也由此得到了心理安慰。当获得了和母亲结为一体的安全感的时候，宝宝才会稍稍稳定下来。

宝宝对乳房的抱吸是最深刻的亲子情感体验，同时也是宝宝人生的第一课——**来到这个世界，就是要自己奋力追求，握紧自己的饭碗。**

Tips

留下人之初的印迹

宝宝刚出生时，可以留下宝宝的手印和脚印，方便时录下宝宝的第一声啼哭，还可以用胎毛做成胎毛笔。如果宝宝未来成为书画家，这支笔可就非同一般了！

Part 1 妈咪，我的用品准备了吗

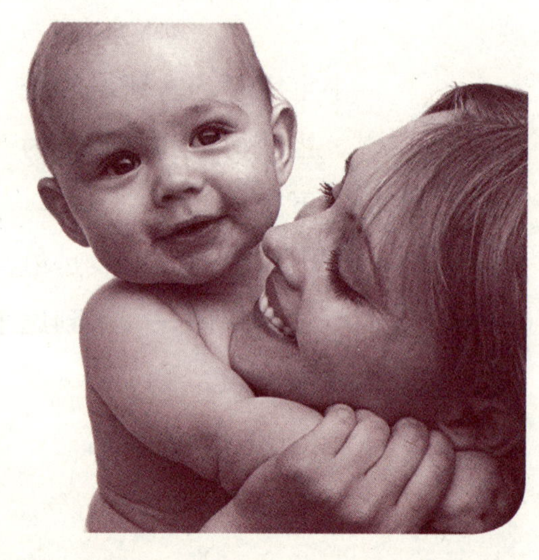

当每一位准妈妈看着自己渐渐隆起的腹部，感受腹中娇儿的“拳打脚踢”时，快要当新妈妈的幸福感便洋溢在心中，她盼着宝宝降临那一美妙时刻早点到来。十月怀胎的日子终于过去，曾经令你朝思暮想的宝宝如天使般降临，那样地柔软、娇嫩，你该如何去疼爱和珍惜？如何让自己独一无二的宝宝健康、幸福地成长？

你即将带着出生不久的小宝宝从医院回家了，你的感觉是既疲倦，又欣喜。一个曾经快乐的准妈妈，就要开始新的历程了。

在宝宝回家之前，你的亲人在你的叮嘱声中已经细心地开始检查宝宝用品了。

伴随着预产期一天天的临近，准妈妈们应该在预产期前1个月为自己的宝宝准备婴儿用品，这样做可以减轻以后的负担。有些母亲在开始自己照顾婴儿时感到疲惫不堪，容易情绪低落。如果又遇到需要购买类似五六个奶嘴这样的小事，就更觉得很折腾人了。

所以，有经验的妈妈说：提前把所需的东西买回来，连一根针、一件小睡衣都要准备好。

对许多新手父母而言，替小宝宝准备新生儿各类用品可以说是一件大工程：害怕准备的东西不够，又怕准备的东西过多太浪费了；担心宝宝长得快，购买的东西很快就用不着了。这种种考虑、权衡，想必让家长们伤透脑筋。此时，具备足够的“采购知识”是必要的。你可以从亲朋好友那里分享他们的购物经验，或者多阅读关于怀孕的书藉，多方收集有关信息，并细心比较一番，从中挑出自己的新生儿所需的用品。

没有必要一切东西都是新的，婴儿生长的速度很快，有一些东西可能只能用几个月的时间，就不能用了。所以，许多婴儿用品可以使用二手货，如玩具、床等。

1 宝宝奶瓶

如果你事先确定不用母乳喂养婴儿，那就要至少买上9个能装240毫升的奶瓶。开始的时候得用6～8个奶瓶，还得有备用的，因为最终有几个奶瓶会摔碎。

如果计划用母乳喂养，那至少要买3个，偶尔用来喂些奶制品以及水和果汁。有些家长喜欢用120毫升的奶瓶喂水、喂果汁，这种奶瓶有2~3个即可。

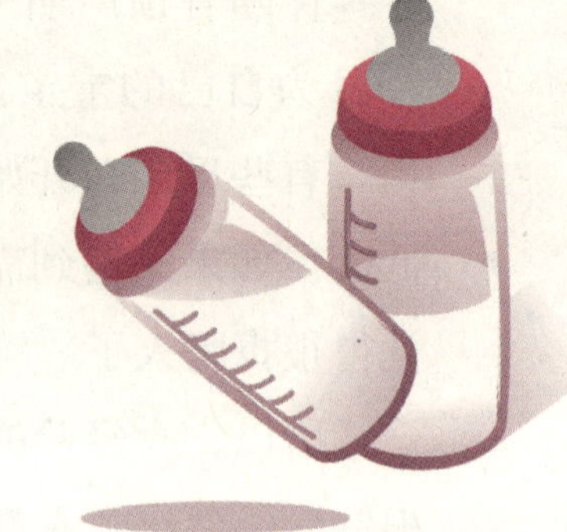

奶瓶有塑料奶瓶和玻璃奶瓶两种，一般用塑料奶瓶的居多。塑料奶瓶轻便 、耐高温、不易碎、清洗容易，瓶体形状便于宝宝抓握，可训练宝宝自理。

玻璃奶瓶经受反复消毒的“耐力”不如塑料奶瓶，仅适合在家里由妈妈拿着喂宝宝。

●我们的建议：

1.对0~3个月的宝宝，可以选用圆形奶瓶。这一时期，宝宝吃奶、喝水主要是靠妈妈喂，圆形奶瓶内颈平滑，里面的液体流动顺畅。母乳喂养的宝宝喝水时最好用小号的，储存母乳可用大号的。用其他方式喂养的宝宝则应用大号喂奶，让宝宝一次吃饱。

Tips 购买和使用奶瓶的注意事项

1.奶瓶是哺育宝宝的重要“装备”，虽然各种商店都有卖的，但妈妈们在购买时除了要注意有目的地选择外，一定要到大商场或专卖店去，要注意奶瓶的安全、实用、卫生。

2.要根据需要给奶瓶配上合适的奶嘴。在不喂奶的情况下，应该把奶嘴头朝里放入奶瓶，开口处用塑料盖盖上。

3.对那些处在生长发育时期的婴幼儿来说，长期吸吮橡皮奶头，可能引起婴幼儿下颌骨突出，造成口型的改变。因此，婴幼儿1周岁后最好改用口杯喝水。

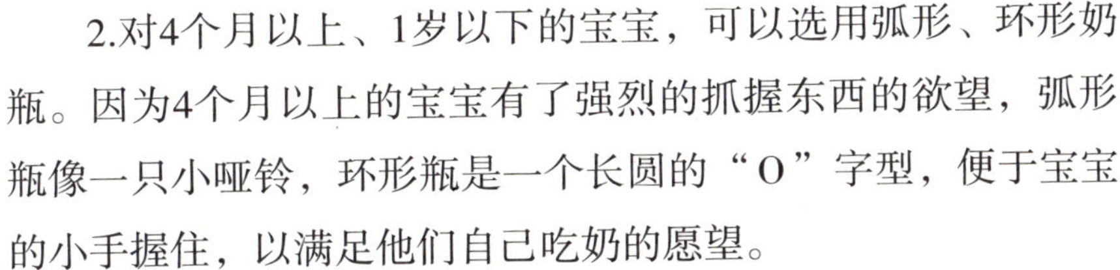

2.对4个月以上、1岁以下的宝宝，可以选用弧形、环形奶瓶。因为4个月以上的宝宝有了强烈的抓握东西的欲望，弧形瓶像一只小哑铃，环形瓶是一个长圆的“O”字型，便于宝宝的小手握住，以满足他们自己吃奶的愿望。

3.对1岁左右的宝宝，可以选用带柄小奶瓶。因为1岁左右的宝宝可以自己抱着奶瓶吃东西了，但又往往抱不稳，而带柄小奶瓶便于宝宝用小手握住。带柄小奶瓶还可以根据姿势调整把柄，坐着、躺着都行。

2 宝宝奶嘴

有了合适的奶瓶，还得配上合适的奶嘴。奶嘴有橡胶和硅胶制的。橡胶奶嘴富有弹性，质感近似妈妈的乳头；硅胶奶嘴没有橡胶的异味，容易被宝宝接纳，而且不易老化、抗热、抗腐蚀。

如果采用人工喂养，那就需要11～12个奶嘴；如果用母乳喂养，5～6个奶嘴就够用了。

奶嘴上的小孔有好多型号，妈妈可以根据需要给奶瓶配上合适的奶嘴。

我们的建议：

1.新生儿不会控制奶水的流速，应该选用圆孔的小号（S号）奶嘴。

2.2～3个月的婴儿，可选用圆孔的中号（M号）奶嘴。

3.对吃奶时间太长（超过15分钟），但量不足、体重轻的宝宝，可以用圆孔大号（L号）奶嘴。

Tips

安慰奶嘴

夏天，宝宝容易烦躁，不妨用安慰奶嘴哄他睡觉。

专家说，安慰奶嘴可以让孩子得到唇口满足。用前应先用酒精棉擦试，然后再用纯净水将酒精冲掉。

不必害怕孩子奶嘴成瘾，因为小宝宝醒着的时间并不多，要抓紧时间玩，要吃饭，还要依咿呀呀学说话，嘴巴没有空。所以，他要睡觉的时候，把奶嘴给他，让他安静，并无大碍。

4.能自我控制吸奶量、边喝边玩的宝宝，可以使用Y字型孔奶嘴。

5.吸饮果汁、米粉或其他粗颗粒饮品，可以使用十字型孔奶嘴。

6.奶嘴是哺育宝宝的重要“装备”，虽然各种商店都有得卖，但妈妈们在购买时除了要注意有目的的选择外，一定要到大商场或专卖店去，不是哪里的奶嘴都安全、实用、卫生。

7.要根据需要给奶瓶配上合适的奶嘴。在不喂奶的情况下，应该把奶嘴头朝里放入奶瓶，开口处用塑料盖盖上。

8.奶嘴容易被宝宝咬豁或清洗时开口加大，应注意及时更换，避免宝宝呛奶。

3 床上用品

新生儿每天大部分时间是在床上度过的，因此床上用品的选择就显得十分重要。

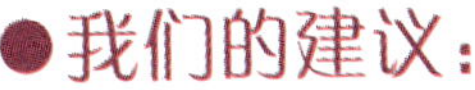

我们的建议：

1.毯子：毯子的材料可以是便于洗涤而不会引起过敏的腈棉混纺。即使你给婴儿睡睡袋，也许仍需要几条毯子，以防出现其他情况或防止气温过低。

针织披巾对婴儿来说是一种特别方便的毯子，因为孩子起来时很容易裹在身上，躺下时仍能将孩子裹住。腈纶毯和腈纶披巾既暖和又好洗。

毯子应该大些，大到能将它掖在床垫下。

2.塑料或橡胶防水布：最常见的防水布两面都有法兰绒，至少需要两条，以便防水布尿湿后换洗。

使用两面都有法兰绒的防水布，婴儿躺下时，身体下部的空气能够流通，所以通常没必要在防水布上铺上棉垫，但夏天还得铺上垫子。

防水布要大得能掖在床垫四周，否则，床垫边上有时会被尿弄湿。

3.垫子：如果你使用两面没有法兰绒的普通防水布，那就要在上面铺上一块棉垫，用来吸尿，并且使孩子身体下面保持空气流通，否则孩子的皮肤就会有太热、太湿的感觉。垫子的数量要根据你洗涤的次数与孩子尿床的次数来定。不管怎么说，不能少于3块。

4.床单：床单需要3～6床。床单以棉布缝制为宜，而且要定时洗晒，以保持清洁卫生。

如果开始时给孩子睡摇篮，则可以用尿布当床单。孩子睡在大点的床上时，可以用弹力棉布做床单。床单应该大于床垫。

5.垫被、盖被：宝宝睡觉用的垫被，最好选用较旧的棉胎。不要太软。

盖被应选择柔软、通气性强的棉絮，最好是80厘米×80厘米或100厘米×100厘米的正方形。

要检查垫被、盖被是否有脱线，如果有，就必须将线头剪掉，防止宝宝的手脚被这些线缠住。

6.枕头：3个月以内的婴儿不一定要睡枕头，3个月以后可给婴儿睡枕头，但不要太高，3~4厘米高就可以了。

被套、枕头套以棉布缝制为宜，而且要定时洗晒，以保持清洁卫生。

7.睡袋和套腿睡袋：孩子到了6个月会在童床里爬动，很多家长发现将孩子放在睡袋里比盖被子或毛毯更为实用，因为孩子会从所盖的被子或毛毯里爬出来。

普通睡袋的形状象长睡袍一样，可以裹住脚，而且也有袖子。套腿睡袋象连裤工作服或滑雪套装一样，分开裹着两条腿（包括两只脚）。这些睡袋一般用聚酯材料做成，也常常用聚酯和棉布混纺而成。许多睡袋可以随着孩子长高、长大而放长、放宽。

Tips

贴心提醒

1.要注意婴儿床上用品所使用的材料，因为有些材料能使某些孩子患过敏症。

2.家里的旧棉被及毯子，可以拿来当作垫被或床单使用。

3.婴儿穿衣、盖被都要比大人薄一点。

8.宝宝蚊帐：蚊子容易传播疾病，建议父母最好为宝宝备上蚊帐。同时，在窗户通风时，可以挡住风的对流。

4 宝宝尿布

尿布的数量可准备20~30个，而尿布的材料并不要求高档。由于宝宝皮肤娇嫩，选择尿布应注意以下几点：

1.新棉布需经充分揉搓后再用，使用前要仔细清洗，用开水烫后在阳光下曝晒消毒。

2.尿布的尺寸一般36厘米×36厘米见方，亦可作成36厘米×12厘米的长方形。

3.尿布的颜色以白、浅黄、浅粉为宜，忌用深色，尤其是蓝、青、紫色的布料，因为用深颜色的布料可能对宝宝的皮肤产生刺激作用，容易引发尿布性皮炎。

4.尿布可折叠使用，不要用缝纫机扎得很厚很紧。

5.使用尿裤、纸尿布（一次性尿布）也是不错的选择。

6.尿布的数量要充足，可以先准备20~30块，如果还不够，再适当增加。

●我们的建议：

1.尿布不要包过宝宝肚脐，防止尿液浸渍脐部。

2.尿布要勤换、勤洗、勤消毒。

3.将洗净晒干的尿布用手揉搓柔软后再给宝宝换上。

4.夏季气候炎热，空气湿度大，给宝宝换尿布时不要直接取刚刚曝晒的尿布使用，应待其凉透后再用；冬季气候寒冷，应将尿布烘暖后再用。

Tips 尿布尿裤巧搭配

不渗透、吸收力强、剪裁合身、舒适、透气性佳、松紧带不可太松或太紧，是好纸尿裤需具备的条件。目前，许多尿片厂商也推出各种不同功能的纸尿裤，如尿湿显示功能、男女宝宝专用尿片、专为新生儿设计的肚脐部位凹形剪裁等。其实，不管是功能多棒的纸尿裤，父母都必须勤换尿布，才能避免产生尿布疹。

究竟给宝宝使纸尿裤还是布尿布呢？很多年轻妈妈常常会为此而犹豫不决。一般来说，白天给宝宝用布尿布，晚上睡眠时用纸尿裤，这样交替使用，效果很好。

5.现在许多家长使用大小不同、厚薄不一的一次性尿布，外出旅行或探亲访友时特别方便、有用。你可向朋友咨询一下他们喜欢用什么牌子和型号的尿布。一般来说，一次性尿布价值昂贵，有时使孩子更容易起尿布疹。

6.尿布下面使用隔尿垫巾，可以有效吸收尿液。

7.要注意尿布或衣物脱落下来的线纱、大人头上掉下的头发，因为它们有可能缠绕在宝宝的手指、脚趾或阴茎上，出现局部肿胀甚至坏死，应提高警惕。

8.不宜用洗衣粉、药皂和碱性太大的肥皂液洗尿布，以免刺激宝宝皮肤，引起皮疹。

9.不要使用塑料、橡皮布等材料做尿布，因为由于这类物品不透气、不吸水，尿液不易渗出，容易使宝宝发生尿布皮炎和霉菌感染。

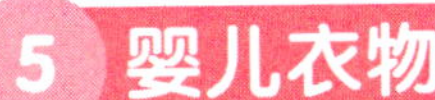

5 婴儿衣物

宝宝的衣着以简单、宽松、易穿易脱和便于小儿活动为原则。为宝宝选择衣物应注意以下两点：

1.新生宝宝的皮肤较敏感、细致，必须选择质地柔软、会吸汗、透气的材质，其中以棉、麻最适合。

2.新生宝宝常会因吐奶而弄脏衣服，所以贴身衣物的数量要足够，且要选择易清洗的材质。最好能选择穿脱容易的衣服，以避免换衣的困难，或者因换衣时间过长而让宝宝感冒受寒。

●我们的建议：

1.纱布内衣：保护宝宝肌肤的第一层衣物，柔软、透气棉质最适宜，可准备5～6件来替换。

2.连身内衣：可以保护宝宝肚脐，以免受凉，可准备5件左右。连身棉衣可准备2～3件。

3.包巾：依气候选择厚薄不同的包巾来使用，可准备2～3条来替换。

4.肚衣：分为全身、半身两种，可准备2～4件。

5.两用兔装：做为长袍，也可做为兔衣，实用性高，可准备3件左右。

6.毛衣：在屋内和卧室气温较低的情况下，以及在寒冷的户外，毛衣非常有用。

7.围兜：宝宝吃奶或流口水时使用，也可用小手帕或小毛巾来替代，准备2～3条即可。

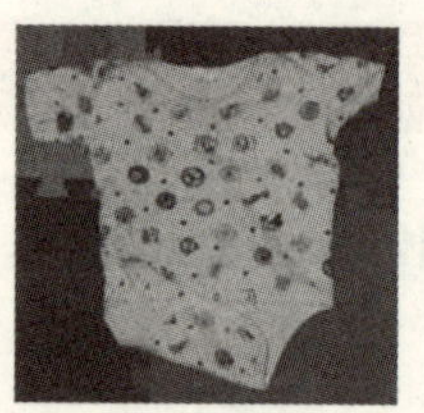
纱布内衣

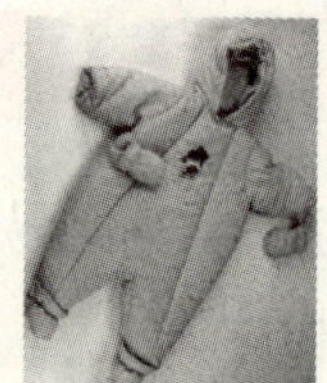
连身内衣

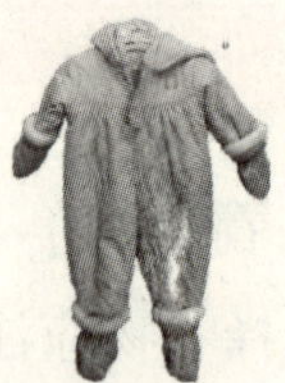
连身棉衣

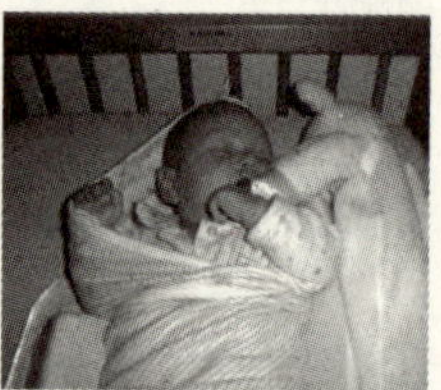
包巾

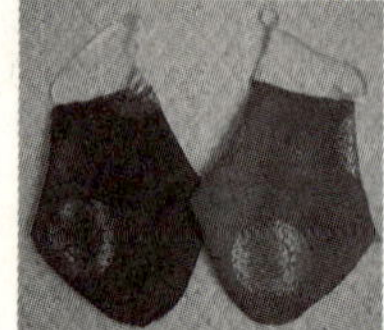
肚衣

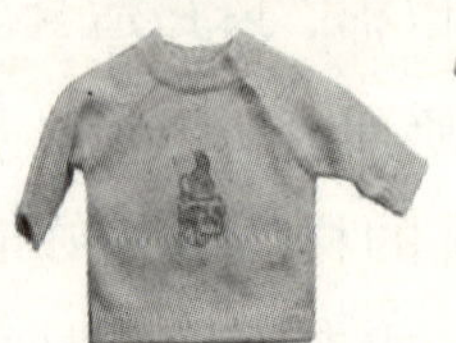
毛衣

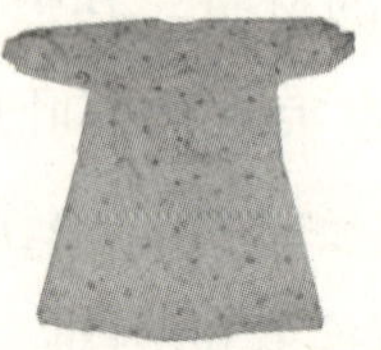
外出服

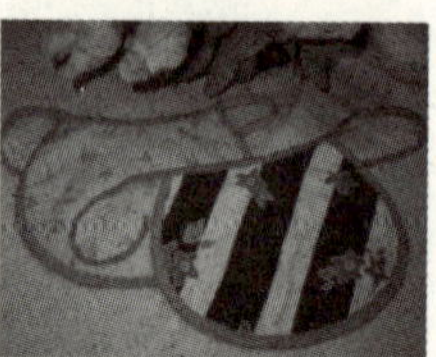
围兜

Tips

婴儿穿衣有讲究

1.婴儿在1岁前长得非常快，因此一定要买些宽松的衣服。一般情况，孩子一出生就要给他穿3～6个月时穿的衣服。

2.衣、裤不要有硬的缝和边，以免擦伤皮肤。衣服钮扣也应圆钝而不带棱角，并要经常检查有否松动，以免脱落后被宝宝吞食。

3.内衣材料忌用化纤制品。有皮肤过敏的小孩，也不要用化纤质地的衣物。

4.裤子最好用背带裤。如裤腰处用松紧带，则一定要宽松，千万不要勒得太紧，否则会影响小儿呼吸和胸部骨骼的正常发育。宝宝会爬、行走以后，最好不要穿开裆裤，以免弄脏小屁屁，引起尿路感染。

5.宝宝的鞋袜要宽松些，让他的脚有活动和生长的余地。

6.宝宝穿衣不宜过多，家长可根据他手脚的冷暖调节衣服。

7.婴儿衣服不要用肥皂、液体漂白剂或液体软化剂来清洗。宝宝内衣应用开水烫洗，在太阳下曝晒杀菌后再穿。

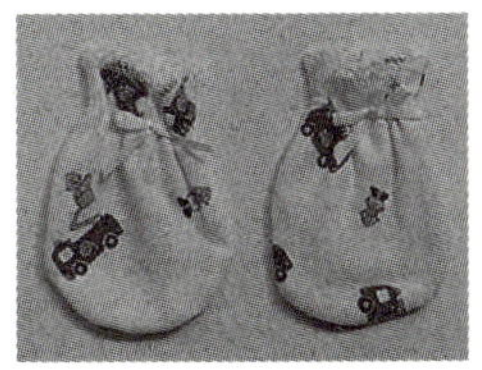
手套

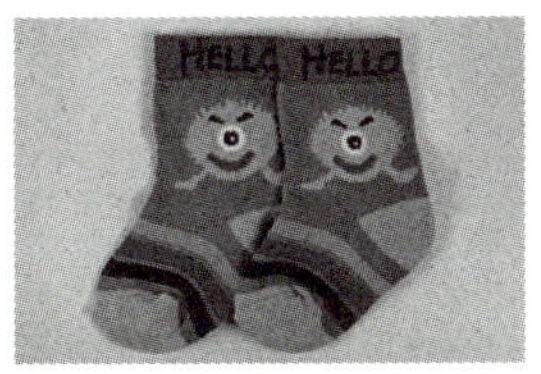

袜子

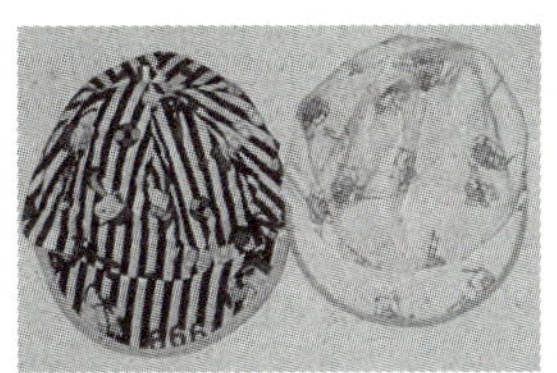
遮凉帽

8.外出服：新生宝宝的外出服穿脱方便为宜，尽可能选择钮扣而非拉链的款式，以免拉链误伤宝宝。

9.帽子：选择透气、保暖的材质。夏天天气很热，可以带上一顶透气性好的遮凉帽；春秋季节，可以给宝宝带一顶合适的小单帽。

10.袜子：宽松、透气的材质，让宝宝的脚不会流汗、不舒服，以会吸汗的纯绵袜最适合。

11.手套：可防止宝宝抓伤自己的脸，冬天也可以保暖；若定期修剪宝宝的指甲，就不需时常戴手套。

6 新生儿玩具

玩具是幼儿生活中不可缺少的东西，对孩子的身心发展起着非常重要的作用，对月子里的宝宝来说，玩具的作用也是如此。

实际上，婴儿一出生就发出了“我愿意学习”的信号。婴儿如果感到寂寞了，就会大声哭叫。如果给婴儿多看各种各样、颜色不同的玩具、鲜花，就会引起婴儿的注意力和好奇心。新生儿不仅能从脚步声和气味上辨识母亲，而且还能感觉到房间里另一个哺乳妇女的气味。

新生儿喜欢看红颜色，喜欢看人的脸，容易注视图形复

Tips

根据孩子的年龄特点选择玩具

1.选择玩具并不是越高档越精致越好，而要根据孩子的年龄特点选择玩具。

2.小儿各个年龄有其不同的生理心理特点，对玩具需要也不同。

杂的区域、曲线和同心圆式的图案。新生儿不仅能听到声音，而且对声音频率很敏感，喜欢听和谐的音乐，并表示愉快。因此，年轻的母亲们要选择适合新生儿心智发展的玩具。

●我们的建议：

1.一个直径为15厘米的红色绒线球。

2.一些印有黑白脸谱、黑白的条纹及同心圆图形的硬纸卡片。

3.一些彩色气球。

4.一个小摇铃，训练宝宝听力及手部运动能力。

5.一个音乐铃：会旋转摆动的音乐铃，除了可以训练宝宝的视觉与听觉，还可以促进颈部活动。

7 清洁保养用品

有经验的妈妈知道，照顾新生婴儿的大量日常工作除了喂养便是保持宝宝的清洁。很多时候，我们会忽略娇嫩细腻的皮肤对宝宝健康的重要性。皮肤是宝宝全身最大的器官，它可以保护宝宝免受外界的各种刺激，调节体温，作为保护层可以防止有害细菌的入侵，并保护体内其他重要器官，只有健康的皮肤才能发挥正常的功能。

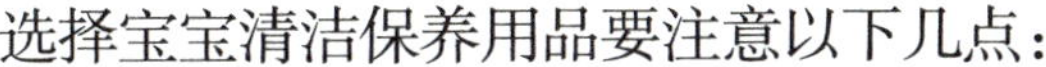

选择宝宝清洁保养用品要注意以下几点：

1.新生宝宝稚嫩的肌肤，对于清洁保养用品极为敏感，最好选择接近皮肤酸碱性的清洁保养用品，其中以微酸性最为合适。

2.由于新生宝宝的抵抗力较大人弱，所以清洁保养用品最好不要与大人混合使用。

3.因为新生儿的皮肤是很稚嫩的，若非必要，可以不使用保养用品，一切以自然为宜，有特殊需要才使用保养品。

●我们的建议：

1.浴盆、防滑垫：能选择大小合宜的浴盆，以免因浴盆过大而让宝宝有滑入盆中的危险，更可用防滑垫以防意外，减轻新手父母替宝宝洗澡的困扰。

2.清洁用品：包括婴儿专用洗发精、婴儿专用沐浴乳、柔湿巾等，以天然、温和、不刺激皮肤的产品为最好。

Tips

正确选择和使用护肤品

1.婴儿润肤油多用矿物油制成，广泛适用于干性、中性皮肤以及尿疹。但有些矿物油本身能使婴儿产生轻度皮疹。

2.目前市场上的护肤品牌和种类很多，必须选择专为婴幼儿设计的护肤专用品。

3.使用爽身粉时要小心（先抖在你的手心里），避免在婴儿面部周围扬起一阵粉雾。

4.除非婴儿皮肤干燥，否则没有必要给浴后的婴儿使用润肤乳液。

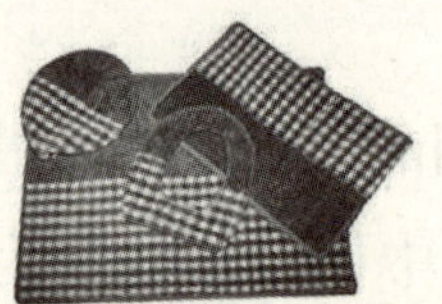

防滑垫

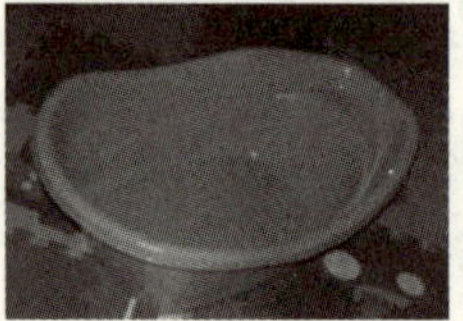

浴盆

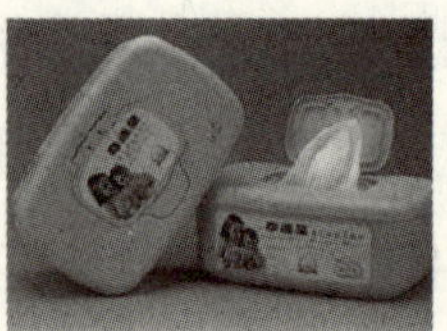

柔湿巾

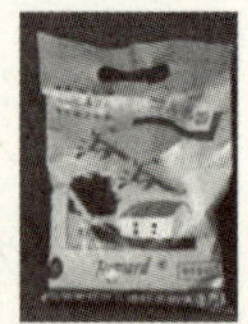

婴儿洗衣粉

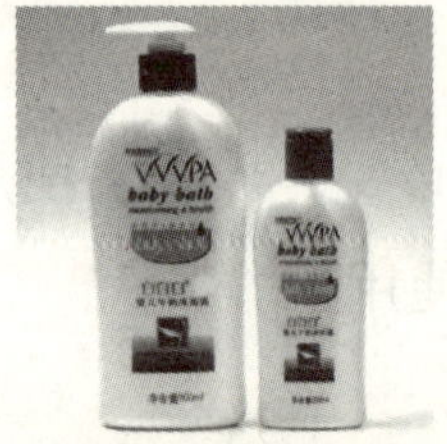

清洁用品

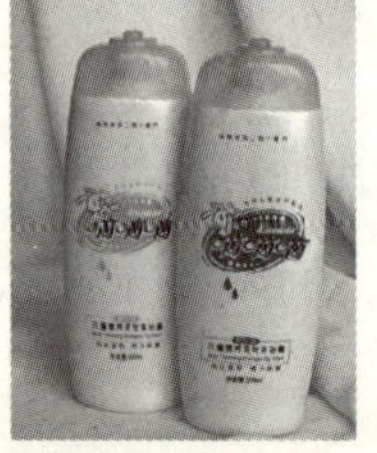

营养洗发沐浴露

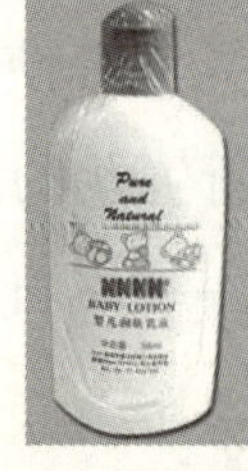

专用乳液

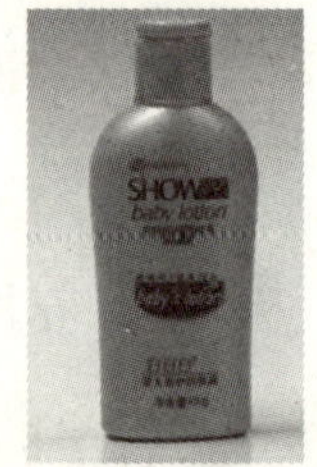

保养用品

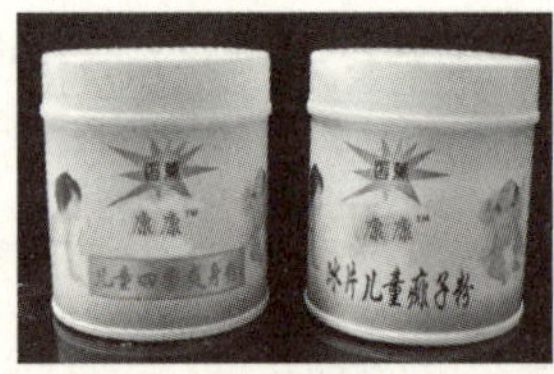

爽身粉

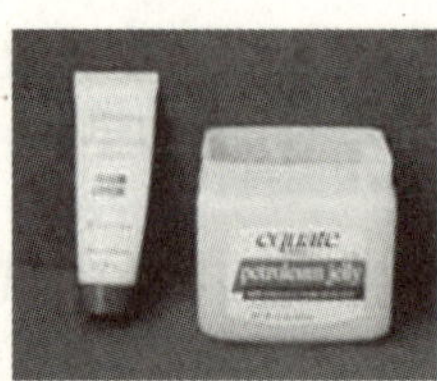

护臀霜

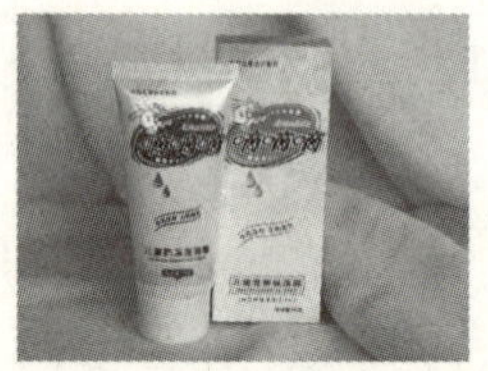

保湿霜

3.保养用品：包括婴儿专用爽身粉、婴儿专用乳液、护臀霜等，选购之前最好能了解宝宝的肤质、产品的成分、功用、使用期限。

4.宝宝皮肤娇嫩，所用肥皂、香皂最好是没有刺激性的。

8 想一想，是否还有其他有用的物品

除了上面介绍的婴儿必备物品外，还需要准备：

1.奶粉：母乳是宝宝最佳的食物。若要选购奶粉，要仔细阅

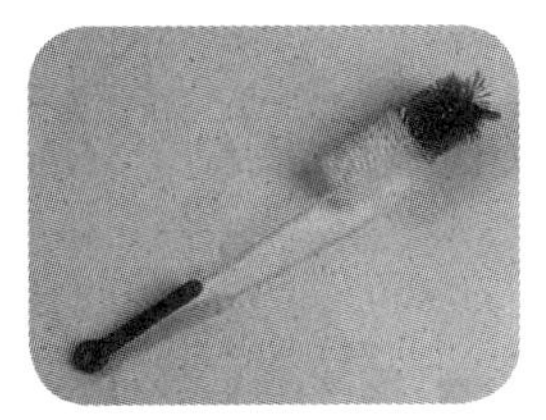

读奶粉的适用年龄、成分及保存期限；注意奶粉是否有结块等异状，若有异状就不要给宝宝吃了，以免损害他的身体健康。

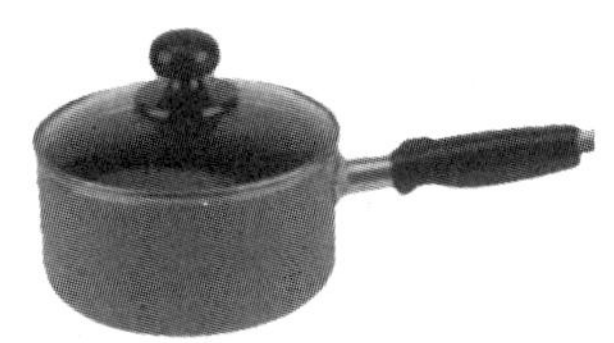

2.奶瓶刷和奶嘴刷：奶瓶刷一般在买奶瓶时会附送一套，包括一个大瓶刷和一个小奶嘴刷。每次刷洗完奶瓶后应挂起晾干。

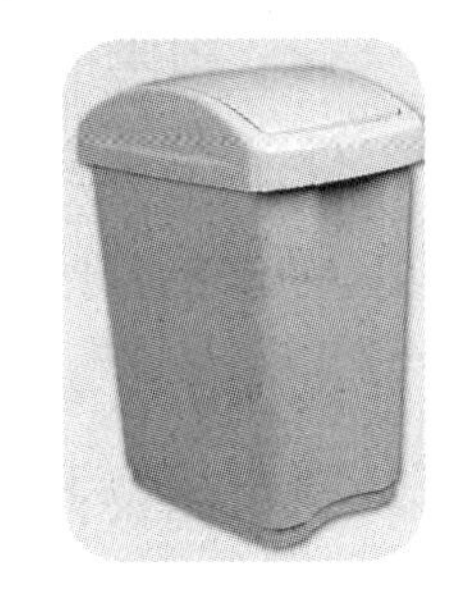

3.奶锅：奶锅可用不锈钢锅或小铝锅，最好选用那种带一个长柄、并且锅边有个小豁嘴的奶锅，便于往奶瓶里倒奶。这个锅应为宝宝煮奶专用，每次用完及时刷洗干净。最好不用微波炉加热牛奶。

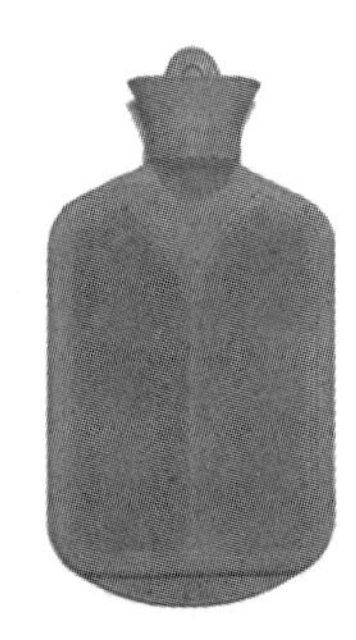

4.消毒用的蒸煮锅：消毒用的蒸煮锅容积应大一些，便于放下所有奶具，一次完成消毒过程。

5.尿布桶：要选择能装10升水的那种，最常用的是聚乙烯桶。如果你打算自己洗尿布，你可以准备两只桶，一只装尿湿的尿布；另一只里面盛上肥皂水，装那些拉上大便的尿布。

6.长把勺：要准备一套。如果你自己配制奶品，或者要调奶粉和其他粉状食品，可以用它来掏白糖或糖浆。

Tips

贴心提醒

除了日常生活用品之外，最好能额外准备一些医药用品，以备不时之需。

7.腋下温度计、肛式体温表：需要准备。须要测体温时，放在腋下或肛门测量婴儿体温。

8.脱脂棉：要准备一包消毒脱脂棉。你可以做成软软的棉签，用来清除宝宝鼻孔里的干鼻涕，或者用来擦净宝宝的耳朵外部。药店里可以买到清洁的棉球和棉签。

9.凡士林：天然、无刺激性，可滋润干燥肌肤，也可于蚊虫咬伤时擦抹。也可准备护肤甘油。

10.冷热敷袋：宝宝发生烧烫伤、跌伤等意外时使用。

11.手推车：可分为倚式和平躺式两种，新生宝宝因脊椎发育未全，以平躺式手推车为宜；好的手推车须有舒适的扶手、柔软的安全带、防震弹簧及SP安全认可标志。

12.电子体温计：宝宝电子体温计可以很方便地测量宝宝体温。

9 也许有用也许没用的物品

下面介绍的物品，有的或许用得着，有的或许用不着，新妈妈可以选择性购买。

1.婴儿磅秤：如果婴儿发育良好，家里就没必要去准备磅秤。如果，你觉得有必要准备婴儿磅秤，你可以去儿童百货店

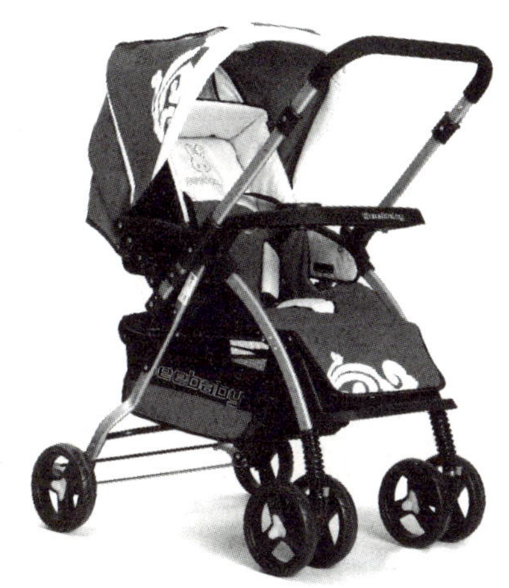

或医用器材商店买一台。弹簧秤不太精确。

2.轻便童车：轻便童车用来推着婴儿去买东西或外出办事十分方便，在没有汽车的地方尤为实用。遮阳折叠式轻便童车可以很方便地搬上公共汽车或搬进轿车。

3.沐浴温度计：沐浴温度计用来测量洗澡用水的温度。其实它没什么太大的必要，不过对经验不足的家长可起到安慰作用。

4.护床带：系在床架上，可以把婴儿拦在床上。

5.开罐刀：打孔式的开罐刀使用最方便。

6.食品研磨机或搅拌机：可以用来将熟肉、蔬菜和水果做成泥状。不过，月子里的宝宝是用不上这个东西的。

7.背兜：家长用来把孩子驮在胸前、后背和身体侧面的背兜。经常使用它的家长发现，这是一种必不可少的工具。

10 宝宝日用品清单

迎接小宝贝的到来，除了要先帮他准备一个爱的小窝，还有食衣住行等各样东西，当然也要一应俱全。

下列是有经验的妈妈列出的宝宝日用品清单、内容及数量，供准妈妈做参考，要记住喔！

开始为宝宝准备日用品，就是照顾宝宝的第一步。

1.家居用品

物品	数量	备注
婴儿床	1张	可拆装，使用至3岁
婴儿床护栏	1套	柔软、安全
婴儿棉被	1条	依季节质料不同
婴儿抱被	2条	依季节质料不同
婴儿睡袋	1个	不宜过于柔软
床垫	1个	不宜过于柔软
防温尿垫	2条	吸水、防渗
枕头	1个	吸汗，不用棉絮
枕头套	2条	视需要使用
床单	3～6件	透气、保暖
蚊帐	1个	夏季使用，防蚊虫咬伤
凉席	1个	夏季使用
婴儿监测器*	1台	得知宝宝状况以防意外

［注］婴儿监测器是一部24小时看护宝宝的仪器，它由声音收集器和声音接收器组成。当宝宝哭了、叫了，有任何动静时，声音收集器会将宝宝的声音发送到妈妈手中的声音接收器上，以便妈妈在最短的时间内回到宝宝的身边，避免儿童意外事故的发生。

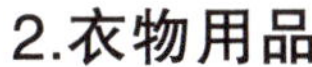

2.衣物用品

物品	数量	备注
纱布内衣	5～9件	吸汗、透气
连身内衣	5～6件	吸汗、透气
外出服	3～4套	长袍、两件套装
帽子	1～2顶	透气、保暖
婴儿鞋	2～3双	尺寸适合
包巾	2～3条	厚薄依季节选择更换
肚衣	2～4件	保暖
长袍	3～4件	棉质、耐穿
两用兔装	3～4件	长、短袖
围兜	2～3条	吸水、易清洗
袜子	2～4双	保暖、宽松舒适
手套	3～4双	保暖、易清洗
纸尿片	若干	勤换洗、保持干爽
纸尿裤	3打	合身、透气
小衣架	6～12个	适合宝宝小衣服
儿童衣橱	1个	与大人衣服分开放置

3.外出用品

物品	数量	备注
安全餐椅	1台	6个月大以上使用
手推车	1台	简易型、豪华型，外出用
婴儿摇椅	1台	安抚宝宝情绪，具坐、躺、摇动等功能
汽车安全座椅	1个	防止乘车意外
手提摇篮	1个	轻巧、方便

4.哺乳用品

物品	数量	备注
大奶瓶	6支	耐热、易清洗
小奶瓶	3支	耐热、易清洗
安抚奶嘴	1～2个	3个月更换一次
吸奶器	1个	手动、电动都可以
奶瓶保温筒	1个	放奶瓶、水瓶
奶瓶夹	1个	卫生、防烫
奶瓶消毒锅	1个	常清洗、保持清洁
奶瓶奶嘴刷	1副	大小尺寸各一
奶瓶携带盒	1个	方便、实用
奶粉	数罐	安全、营养
温奶器	1个	方便快速

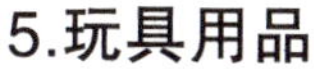

5.玩具用品

物品	数量	备注
宝宝音乐铃	1～2个	安抚宝宝、帮助入睡
婴儿床吊挂玩具	1～2个	可爱动物造型
抓握玩具	3～5个	训练双手抓握
毛绒玩具	数个	卡通、动物造型
益智玩具	若干	帮助智能发育
身高表	1个	随时得知成长状况

6.其他用品

物品	数量	备注
体温计	1支	测量体温
耳温计*	1支	较体温计方便
冷热敷袋	1个	热敷、冰敷皆可
婴儿棉花棒	1～2盒	较大人用的细小
喂药滴管	1个	生病喂药时使用
凡士林	1盒	蚊虫叮咬、尿布疹

［注］耳温计是一种专门用于测量鼓膜温度的温度计。通过红外导波管将主要由鼓膜发射的红外辐射能传送到热电堆等热探测器，将红外辐射能量转换为电能后进行电信号处理得到人体温度信息。

7.清洁保养用品

物品	数量	备注
浴盆	1个	
防滑垫	1个	安全，婴儿洗澡防滑
婴儿洗澡海绵	1～2个	柔软、不伤害肌肤
婴儿洗澡玩具	若干	几个月大时使用，增加宝宝洗澡意愿
纱布澡巾	6条	洗澡用
婴儿洗发清	1瓶	温和、不刺激眼睛
婴儿沐浴乳	1瓶	清洁身体
婴儿香皂	1块	清洁身体
婴儿爽身粉	1罐	预防皮肤疹、尿布疹
婴儿润肤乳	1瓶	滋润干燥肌肤
大浴巾	1～2条	擦身用
小毛巾	1～2条	洗脸用
婴儿指甲剪	1个	宝宝专用，用后清洗干净
纱布手帕	6条	可擦汗，当围巾使用
柔温巾	2～3罐	方便、卫生
乳牙刷	1～2个	软毛、不伤牙龈
伴浴玩具	1～2个	宝宝洗澡用
浴盆用浴网	1个	方便新手父母替宝宝洗澡
吸涕器	1个	清除鼻涕、清洁鼻孔内杂物
宝宝便器	1个	方便训练宝宝排便

Part 2 宝贝怎么一点也不好看

分娩前，未来母亲们往往把自己即将诞生于世的宝贝想象成无比美丽、可爱的公主或王子，然而生下来一看，却是个头发稀疏、双眼眯缝、皮肤红肿的“丑小鸭”，由此失望便油然而生。

不过没关系，正如丑小鸭故事里讲的那样，过不了多少日子，你想象中的“白天鹅”就会出现。

1 新生儿的分类

从出生到满4周，这个时期叫新生儿期，这时的婴儿叫新生儿。新生儿的分类方法有许多种，最常用的是依据胎龄分类和依据体重分类：

●根据胎龄分类：

1.足月儿：指胎龄满37～42周的新生儿。足月儿各器官、系统发育基本成熟，对外界环境适应能力较强。

2.早产儿：胎龄满28周至不满37周的新生儿。早产儿尚能存活，但由于各器官系统未完全发育成熟，对外界环境适应能力差，各种并发症多，因此要给予特别的护理。

3.过期产儿：胎龄满42周以上的新生儿。过期产儿并不意味着他们比足月儿发育的更成熟，相反一部分过期产儿是由于母亲或胎儿患某种疾病造成的，生后危险性更大，家长绝不能掉以轻心。

●根据体重分类：

1.低出生体重儿：出生体重小于2500克的新生儿。

2.正常体重儿：出生体重在2500～4000克之间的新生儿。

3.巨大儿：出生体重超过4000克的新生儿。要提醒家长的是，部分巨大儿是由于母亲或胎儿患某些疾病所致，所以不能盲目认为新生儿越胖越好。

2 正常新生儿

凡胎龄已满37～42周出生的婴儿，体重在2500克以上(通常约3000克左右)，身长50厘米上下，各器官功能已相当成熟，即为正常新生儿。

正常新生儿皮肤红润，胎毛少，全身皮肤覆盖胎脂，头发分条清晰，耳廓软骨发育良好、轮廓清楚；指趾甲长至或超过指趾端，整个足底有较深的足纹交错分开，乳房可摸到结节。男婴睾丸下降、阴囊有较多皱褶；女婴大阴唇完全遮盖小阴唇。

正常新生儿出生后即会哭，且哭声响亮，呼吸有规律，四肢活动有力，呈屈曲状态。

3 小家伙的头

新生儿的头相对地较大，其重量占体重的10%～12%(成人仅占2%)。

刚出生的新生儿，头形奇怪(胎头通过产道被挤压的结果)，你不用担心，2周后头部就变得正常了。

在头顶部位，你可以摸到一块柔软的部分，称为囟门。当你用手触摸婴儿时，千万不要损伤囟门。婴儿长到18个月时，囟门处的骨骼就会融合起来，即为囟门闭合。

另外，你的婴儿可能长了一头好发，也可能头发稀少，甚至是个秃头，不用担心，会慢慢长出来的。需要注意的是孩子出生时的头发颜色不是他最后成人时头发的颜色。

4 小家伙的口腔

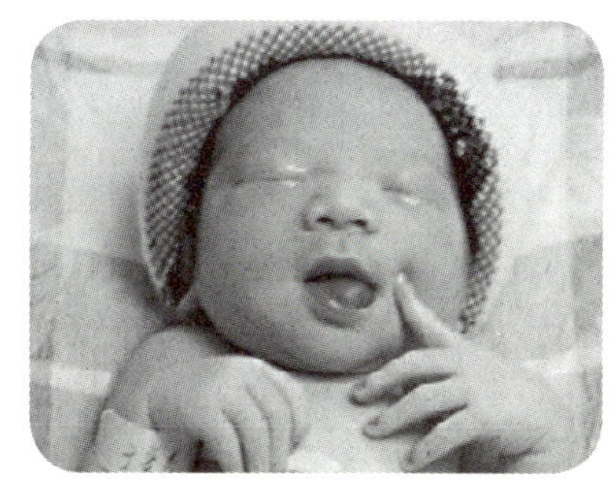

新生儿的口腔黏膜柔嫩，唾液腺分泌量较少(一般要生后4个月才达成人水平)，因此，生后头3个月婴儿的口腔黏膜相当干燥，容易发生口腔炎与鹅口疮。

在齿龈切缘的黏膜上，有时可见到米粒样黄白色突起，这是上皮细胞堆积或粘液腺潴留肿胀所致，俗称“马牙”，可自行消失。

新生儿颊部皮下脂肪较面部其他部位发达，在颊肌表面和颊、嚼肌之间，有一团脂肪块，张大口时在颊黏膜处可见颊脂垫，俗称“螳螂子”，是正常现象。

Tips

贴心提醒

1.切忌擦拭、挑割“马牙”，以防引起新生儿口腔糜烂、感染，甚至引起败血症。

2.切忌挑刺“螳螂子”，以免引起面部感染。

5 小家伙的性别

1.女婴：出生时，生殖器会显得比较大。阴道内有分泌物流出，不久即会消失。

2.男婴：出生时，生殖器会显得比较大，睾丸常停留在腹股沟处，不久就下降到正常位置。如果男婴睾丸几天后不能下降到正常位置，应及时到医院检查。

6 小家伙的舌

当婴儿把舌伸出时，舌尖显得有轻微的分叉状。你不必为此担心，第1年内舌尖会向前生长。

7 小家伙的乳房

不论男婴还是女婴，出生时两侧乳房都显肿胀，甚至渗漏出少量乳汁，这是妈妈妊娠激素影响的结果，非常正常，几天内肿胀可消退。

刚出生的新生儿，如果乳房渗漏出少量乳汁，千万不要把乳汁挤出来。最好的办法是不理睬。

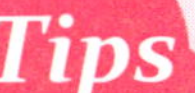

警惕宝宝脐带异常

1.如果发现脐带局部红肿、有脓性分泌物、有异味，应及时请医生诊治处理。

2.3周后，如果脐带还是没有脱落，且周围变红时，必须请医生诊治处理。

3.有的新生儿肚脐附近的皮肤膨出，叫作“脐疝”，是这附近的肌肉先天发育薄弱的缘故，1年左右会逐渐消失，如不见缓解，应请医生进行处理。

8 小家伙的脐带

脐带是胎儿从母体吸取营养、排泄代谢物的通道。婴儿出生后，脐带失去了其保留的意义，因此脐带逐渐会从根部脱落。

新生儿从出生剪断脐带到从根部自然干燥脱落大约需3～7天。前几天，脐带残端会有少量分泌物，没有异味。

9 小家伙的眼睛

刚出生的新生儿，眼睛绝对不漂亮，但却是世界上最纯洁的。

1.眼球：黑褐色。

2.眼睑：刚出生的新生儿，眼睑浮肿(产道挤压的结果)，一般两三天内消失。

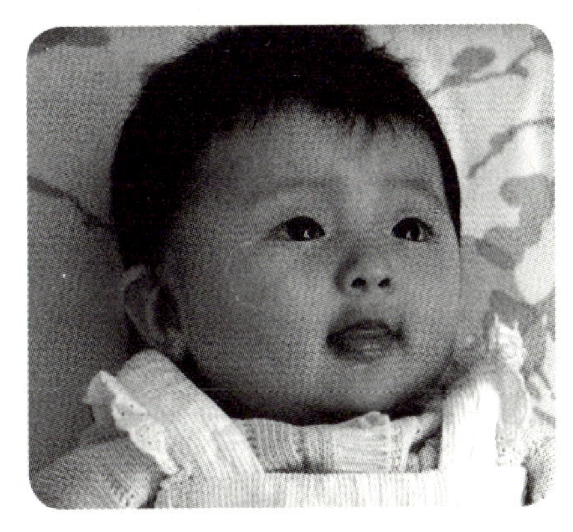

Tips

新生儿眼睑浮肿

刚出生的新生儿，如果眼睑浮肿得厉害，就要检查一下新生儿的眼睛是否受到感染。如果受到感染，就要及时就医。

3.视力：新生宝宝抱到离你面部约20厘米处，他才能看见你。

10 小家伙的手和脚

刚出生的新生儿，手和腿稍微弯曲，皮肤可能有些斑块和脱屑，这些现象几天之内就消失，不必在意。有的宝宝的手和脚还可能会发青，这是因为婴儿的循环系统尚未充分地发挥作用。如果你把婴儿姿势变换一下，手脚会转变成粉红色。

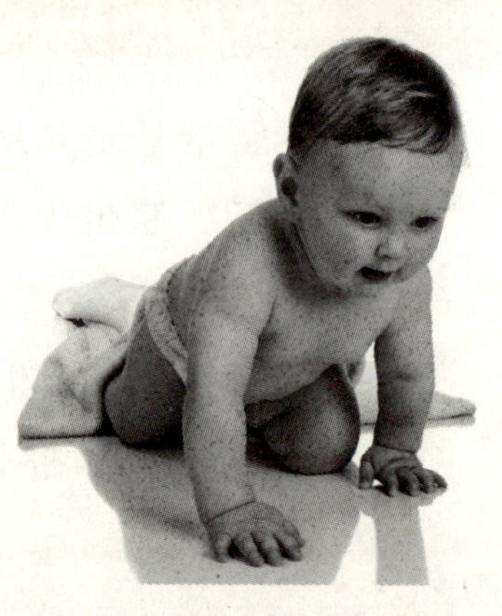

刚出生的新生儿，手指甲可能长而尖。你可以轻轻地咬掉宝宝长而尖的指甲。不要用剪刀剪，以免伤到宝宝。

11 小家伙的皮肤

1.污斑：刚出生的新生儿，皮肤表面下的小血管丛在孩子身上表现为一块块小污斑，通常不需要治疗。

2.脱屑：刚出生的新生儿，尤其是双手和脚常有脱屑现

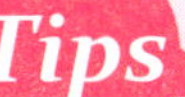

贴心提醒

1.新生儿的胎脂有保护皮肤的作用，新生儿出生后会逐渐自行吸收，不应强行擦洗。

2.新生儿皮肤角质层薄，黏膜柔嫩，富有血管，易擦伤而招致细菌感染，严重者易扩散为败血症。

象，2～3天就会消失。

3.胎毛：刚出生的新生儿，身体上有些柔软的细毛，叫做胎毛。胎毛通常要两三个星期才被蹭掉。

4.胎脂：刚出生的新生儿，身体上完整地覆盖着一层滑溜溜的白色物质，称为胎脂。胎脂使分娩更加容易，并可防止婴儿皮肤受感染。两三天内自然蹭掉。

12 小家伙的胎痣

胎痣是妈妈给宝宝的吻。常见的胎痣主要有以下几种：

1.红斑：刚出生的新生儿，常在眼睑、前额、鼻子以及颈部的脊侧出现淡粉红色的斑块，这是接近皮肤表面的微血管扩张所造成的。1天左右可以消失。千万不要给宝宝随便涂抹药物或其他东西，处理不当会引起接触性皮炎。

2.蒙古斑：蓝色，出现在肤色较深的孩子腰背部。无害，能自然消退。如果色素斑变为咖啡色，尤其是数量多且范围大，就应定期带宝宝去医院就诊。

3.草莓胎记：开始表现为极细小的红点，可能变大，但到1岁时就不再长大，通常在5岁时消失。

4.青斑：又称胎斑，为一块深色的皮肤，多见于婴儿的下背部。

5.波特暗红色斑：这是孩子皮肤上大的单调的红色或紫色记，经常出现在面部和颈部。这种记号是永久性的，如果要治疗，请向医生咨询。

13 小家伙的睡眠

新生儿刚出生时，一整天好像都在睡觉，偶而会眼睛张开一动，很快又睡着了。新生儿期，除了吃奶外，几乎所有的时间都在睡眠中，新生儿一天所需的睡眠时间在18～20小时。

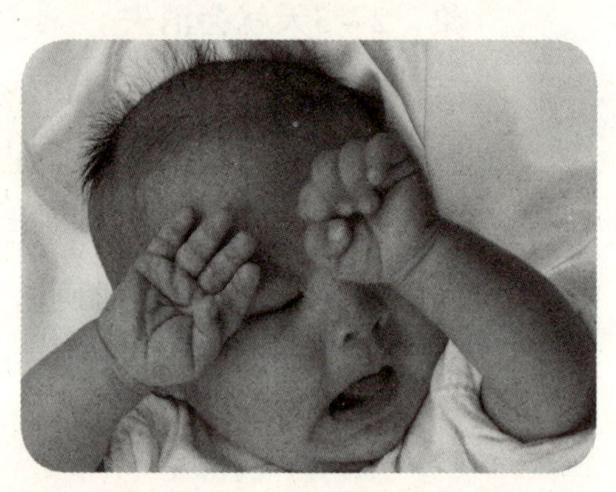

随着大脑皮层的发育，小儿睡眠的时间会逐渐缩短：

月龄	一昼夜中睡眠的时间(小时)
新生儿	18～20
2～3个月	16～18
4～9个月	15～16
1岁	14～15
2～3岁	12～13
4～5岁	11～12
7～13岁	9～10

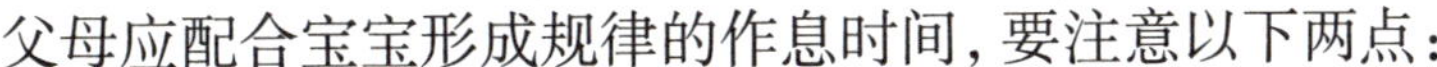

父母应配合宝宝形成规律的作息时间，要注意以下两点：

1.新生儿昼夜规律性的建立，必须慢慢训练成条件反射，这需要父母的配合。

2.当日夜规律形成生理时钟时(3个月以后)，作息时间便可与大人同步。

14 小家伙的体温

小宝宝刚从温暖的母体出来时，体温比自己的妈妈略高，大约为37.5℃～38℃。出生1小时内体温可降低2.5℃，6～8小时后逐渐回升并波动在36℃～37.2℃之间。

●我们的建议：

1.要使新生儿得到最好的护理，就要给他一个适中的环境温度，一般足月新生儿的室内温度在24℃～26℃(早产儿的室内温度应在26℃～28℃)，使新生儿体温保持在36.5℃～37.3℃之间。如新生儿体温低于36℃，应注意增加衣被，提高室内温度；如果新生儿体温高于37.4℃，说明保暖过度，应适当调节。

2.新生儿出生后头2天不主张洗澡。以后洗澡时，室温最好保持在26℃、水温保持在32℃～38℃。洗完后立即将头部及身上擦干包起来。

3.夏天室温过高，新生儿通过皮肤蒸发和出汗散热，容易出现体内水分不足，因此要注意通风，供给足够的水分；冬天天气寒冷，新生儿体表面积大，散热快，因此要注意保暖。

Tips

关注宝宝体温变化

1.正常情况下，婴儿1日内的体温常常有一些轻度波动，一般傍晚时体温往往比清晨略高一些。在某些因素影响下，如进食、哭闹等常常会使体温暂时轻度升高；突然进入高温环境，室温过高或衣被过厚，也会使体温暂时轻度升高。相反，睡眠过程中、饥饿、体弱儿等，体温会轻度降低。

一般来说，只要婴儿全身情况良好，这种短暂的幅度不大的体温波动，不应该考虑为病态。

2.若新生儿体温持续出现38.5℃以上或低于正常体温36℃以下，且呈现不稳定状态，则可能发病。尤其是新生儿处于低温状态时，可能预示婴儿患某些严重感染的疾病，这是要尽速求医，及早查明原因。

体温下降常常容易被父母忽略。因此，不能以是否有发烧现象来评估婴儿是否病情严重。

3.父母发现孩子发热时，最好不要急于退热，而应该请医生检查，明确诊断后再采取适当的降温措施。

4.如果宝宝只是体温较高，其他状况如饮食、活动力都正常，父母可以温水帮宝宝擦拭全身就无大碍了。

5.宝宝的衣服穿得愈多愈不容易感冒，这是错误的看法。

15 小家伙的排便

新生儿绝大多数在生后12小时内开始排出黏稠、黑色或墨绿色的胎便，是胎儿肠粘液腺的分泌物、脱落的上皮细胞、胆汁、吞入的羊水或产道的血液等的混合物。生后二三天，大便颜色就转变为黄色糊状了。

正常足月新生儿多于生后24小时内开始排尿，生后头几

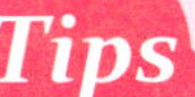

贴心提醒

如果新生儿出生24小时仍无胎便排出，有可能是胎便黏稠堵塞直肠所致，也有肠道或肛门有先天性异常的可能，这时务必要请医生诊治。

天，因液体摄入量少，每日排尿仅4～5次，1周以后，进水量增多，而膀胱容量小，每日排尿可达20次之多。尿稍微有些黄，但很清澈。

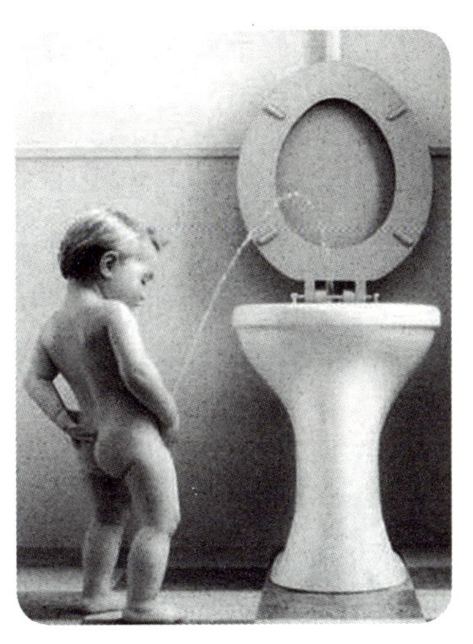

关于新生儿的排便情况，应注意以下两点：

1.新生儿出生3天后粪便的颜色，决定于你给宝宝吃什么东西了。一般吃母乳的宝宝排出金黄色、很稀软的粪便；吃婴儿配方奶粉的宝宝，排便的形状会比较“好看”些，有很大的弹性，从淡黄到褐绿色都有。

2.有的新生儿由于水分丢失过多，吃奶量又很少，会出现尿少或无尿的现象，这时，可以让他多吸吮母乳，尿量会逐渐多起来。

16 小家伙的呼吸

新生儿从第一声啼哭起，肺部就开始了扩张，但整个肺部完全扩张需要1周左右的时间。因此，这个时期稍有不慎，新生儿就会出现呼吸不规则、脸色青紫的现象。另外，新生儿吞咽功能还要逐渐协调，有时会把奶液误吸入呼吸道。因此，母亲应学会正确的哺乳方法。

正常新生儿在安静状态下呼吸时，上腹部上下起伏很平稳，每分钟呼吸次数可达到40~45次，哭闹时可达到80多次。

如果新生儿在入睡时呼吸每分钟超过60次，那可能是发生疾病的征兆。

17 小家伙的心跳

新生儿的心率较快，一般为120~140次/分，熟睡时可减至70次/分，哭闹时可达180次/分，均属正常范围。

18 小家伙的体重变化

体重是表明婴儿健康的重要指标之一。正常新生儿体重范围为2.5~4.0千克。生后头3个月婴儿体重增加最快，每月约增750~900克；头6个月平均每月增加600克左右；7~12个月平均每月增重500克，1岁时体重约为出生时的3倍。

●专家的忧虑：

当越来越多的产妇为自己生下一个超级“大胖小子”而兴奋不已时，专家却对此表示担忧。医学证明，超重对婴儿生长发育不利，也是日后发生糖尿病、病态性肥胖和心血管疾病的一个诱因。时下，新生婴儿体重不断增加的主要原因是产妇孕期营养摄入过多。事实证明，孕妇孕期吃得好些，生出的孩子，身体并不见得健壮。

Tips

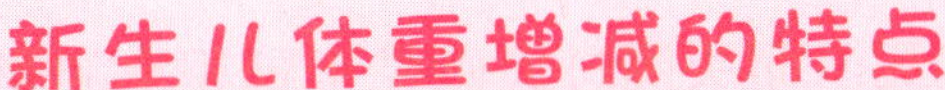

新生儿体重增减的特点

1.健康婴儿的体重无论增加或减少，不应超过正常体重的10%。超过20%就是肥胖症；减少15%以上，应考虑营养不良，须尽早请医生检查。

2.新生儿出生后2～4天时，体重可下降6%～9%，最多不超过10%，一般于生后10天左右恢复。这就是生理性体重下降。只要喂养得当，生理性体重下降可很快补偿。

19 小家伙的身长变化

婴儿出生后头3个月身长每月平均长3～3.5厘米；4～6个月身长每月平均长2厘米；7～12个月身长每月平均长1～1.5厘米。在1岁时约增加半个身长。

值得注意的是：小儿在1岁内生长最快，如喂养不当，耽误了生长，就不容易赶上同龄儿身高。

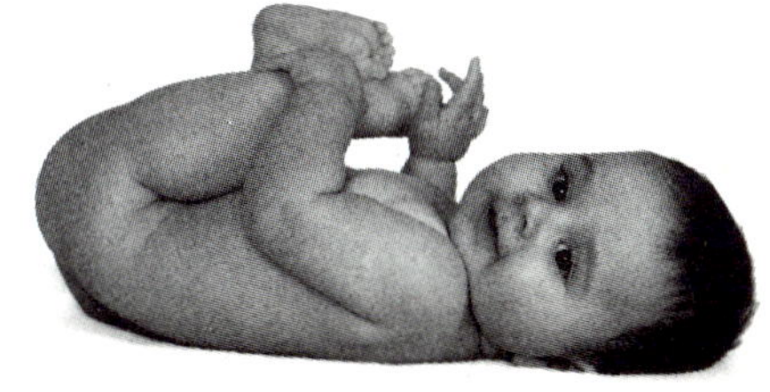

20 小家伙的头围变化

头围是反映头部生长发育情况的重要指标。

出生时头围约34厘米，前半年增长较快，约8～10厘米，后半年约增加3厘米。到1岁时头围一般46厘米，2岁时48厘米，5岁时可达50厘米，15岁时可基本接近成人水平，平均54～58厘米。

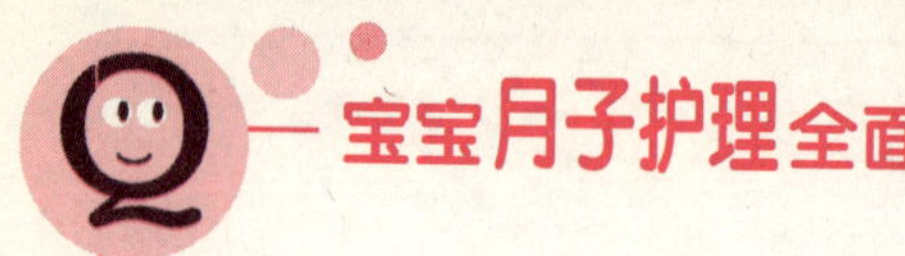

头围过小的情况，在大脑发育不全及头小畸形的婴儿身上可以见到。而头围过大则见于脑积水的婴儿。

●头围的测量：

测量头围时，用塑料软尺从头后部后脑勺突出的部位量到前额眼眉上边。

21 小家伙的胸围变化

新生儿的胸部呈圆筒状，前后径与横径相差无几。随着年龄的增长，横径增长较快，前后径增长较慢，逐渐形成成人的胸部。

出生时胸围比头围小1~2厘米，平均为32.4厘米，1岁以后胸围超过头围。肥胖小儿由于胸部皮下脂肪厚，在生后3~4个月时，其胸围可超过头围。

营养不良、佝偻病患儿，其胸围超过头围的时间可推迟到1岁半以后。

●胸围的测量：

测量胸围时，以卷尺沿乳头下缘水平绕胸一周。

Tips

警惕宝宝胸部异常

1.若发现孩子胸部有明显凹陷或突起，应尽早请医生检查。

2.有些疾病可引起胸部畸形，如佝偻病可形成鸡胸或漏斗形；有些严重的先天性心脏病可使左侧胸骨隆起。

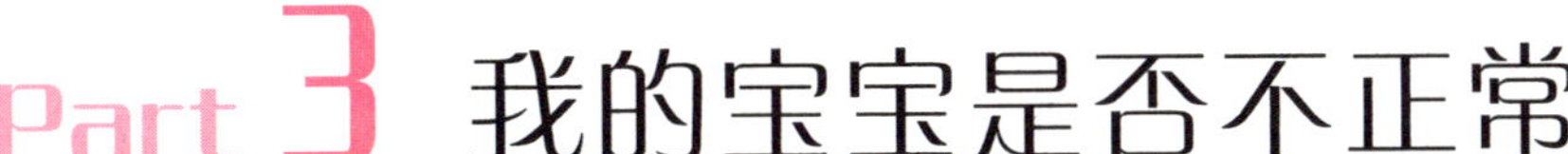

Part 3 我的宝宝是否不正常

看着刚刚生下来的小宝宝，不少新手妈妈会有许多疑惑：

宝宝的耳朵怎么有点招风？

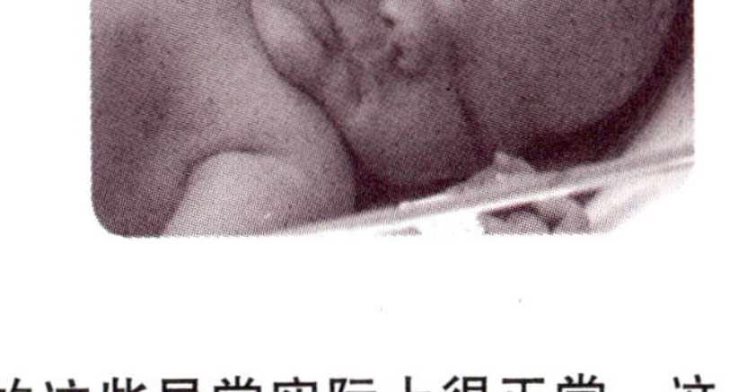

小宝宝会不会是扁平足？

小宝宝腿怎么不直？

小宝宝手脚怎么凉凉的？

小宝宝怎么总爱打喷嚏？

小宝宝好像一直拉肚子？

我的宝宝是不是不正常？

年轻的妈妈不必惊慌，婴儿的这些异常实际上很正常，这是刚出生宝宝的小秘密！

许多妈妈充满信心地期待宝宝的问世，但是，等他或她真的出生了，又发现如此多意想不到的事情，没有人曾经告诉过你。宽心吧，我们会与你一同走过这不平凡的时光！

●我们的建议：

如果仔细阅读了“宝贝怎么一点也不好看”这一部分内容，你就不会为以上那些问题烦恼了。

1 我的孩子怎么是这个样子

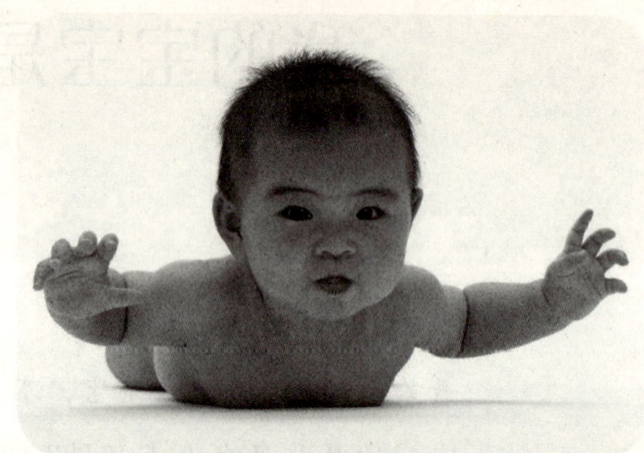

刚出生的小宝宝大多数并不像你想象的那样——粉红的皮肤，圆圆的脸。如果他们在出生的时候经过很长时间才通过妈妈的产道，那么当你看见他的时候，很有可能是一个梨形的小脑袋瓜。真有一点奇怪。这是因为胎儿的头骨通过妈妈的产道时，为了适应骨盆的大小，会稍微有一点变形，避免对大脑的伤害。

他们浮肿的眼皮也很难让你满意，不过，你的小家伙会一天天越长越漂亮可爱，只不过在见面的时候和你开了一个玩笑而已。

宝宝在妈妈温暖舒适的子宫里待了那么长时间，他的身体一直是卷曲着，胳膊和腿也是。出生后，小腿轻度弯曲（罗圈腿）、双足内翻（内八脚）、两臂轻度外转、四肢呈屈曲状态，属正常现象，它与胎儿生前在子宫内的位置有关。

2 他的胳膊怎么经常突然惊跳

新生儿在睡眠时常常出现惊跳，属正常现象。

在妈妈温暖舒适的子宫里待了那么长时间，他的身体一直是卷曲着，胳膊和腿也是。现在，突然整个空间都向他敞开

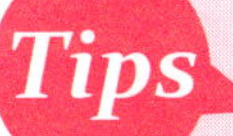

贴心提醒

1.如果四肢有节奏地颤抖，你就要赶快带他去看医生了。
2.寒冷季节注意保暖，以免由于小儿受冷而出现下巴抖动。

了，他想怎么动都可以，这时他倒不知道怎么动动手脚了。你经常看到，他的小胳膊或小腿突然颤动或挥摆，幅度之大往往吓你一跳。

这是一种本能反射。如果有什么突然的声响使你的宝宝受到惊吓，他就会抗议性地急挥手臂，提醒你下次注意点。这种反射大概在3个月左右就会消失。

新生儿出现下巴颤动或腿在颤抖时，如果不伴其他症状，属正常生理现象。

●我们的建议：

新生儿惊跳时，只要妈妈用手轻轻按住宝宝身体任一部位，就可以使其安静下来。

3 他的手脚怎么在脱皮

新生儿皮肤脱落是正常现象。

宝宝在妈妈的子宫里时，身体周围都是羊水，皮肤外面有一层白色的膜提供保护，这就是胎脂。出生后，皮肤暴露在空气中，胎脂也擦掉了，皮肤的表面就会变得干燥而脱落，这可以是全身性的脱落，只不过在手和脚上表现得更明显。

Tips

新生儿脱皮时的护理

1.脱皮一般在出生后第8天最严重，随后逐渐减轻。

2.给宝宝做清洗时水温不要太高。

3.不要过度使用婴儿皂或其他清洁品。

4.要让皮屑自然脱落，不要用毛巾或手用力搓，以防引起皮肤损伤而引起感染，甚至败血症。

4 他的手脚怎么是凉的

当你摸到他凉凉的小手或小脚，先别急着给他盖更厚的被子或是增添取暖装置，你首先应该摸摸他的身体，如果他的身子很温暖而且是粉红色的，那他就不冷。

小婴儿的手脚凉凉的，主要是因为小婴儿的血液循环系统还不成熟，血液往往流向了更重要的器官，而手和脚是在血液循环的最后一站，所以他们的手指和脚趾经常是冷的，还显得很苍白。

随着小宝宝身体活动量的增加，他的循环系统会越来越完善，大约3个月后，他的血液循环系统就可以完全适应离开温暖子宫后的生活环境了。

5 他的手心、脚心怎么易出汗

新生儿中枢神经系统发育尚未完善，体温调节功能差，易受外界环境的影响。当周围环境温度较高时，婴儿会通过皮肤蒸发和出汗来散热，因此，宝宝的手心、脚心容易出汗。

6 她的尿布上怎么有血

少数女婴出生1周左右，阴道中会流出少量血样粘液或白色粘液，可持续几天时间。这是妊娠后期母体雌性激素进入胎儿体内所致，医学上称为“假月经”，属正常生理现象。

●我们的建议：

1.家长发现这种情况千万不要惊慌，不要误以为是出血，急于把刚生下来不几天的小孩抱去医院急诊，这样会增加感染的机会。

2.假月经和白带，不需要任何药物治疗。但是，要特别注意外阴部位的清洁，勤换尿布，一般经过几天就能很快自然消失。

7 他的睾丸怎么那么大

一个刚出生的小男孩，他的性器官非常明显，这是由于在出生过程中，身体受到挤压，体内液体自然聚积，使睾丸组织涨大。

而且，婴儿的体内还循环着妈妈传给他的雌激素。如果是男孩，雌激素会让睾丸增大；如果是女孩，在雌激素的作用下，她的阴唇也显得比较大。

婴儿在出生的几天后，他/她的生殖器就会回缩到正常大小。

Tips

贴心提醒

1.如果女婴出现鲜红的血液，必须及时就医。

2.如果出血量增多，必须及时就医。

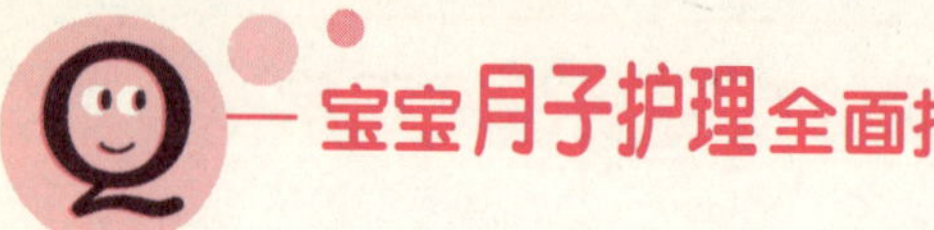

8 他的乳房怎么增大了

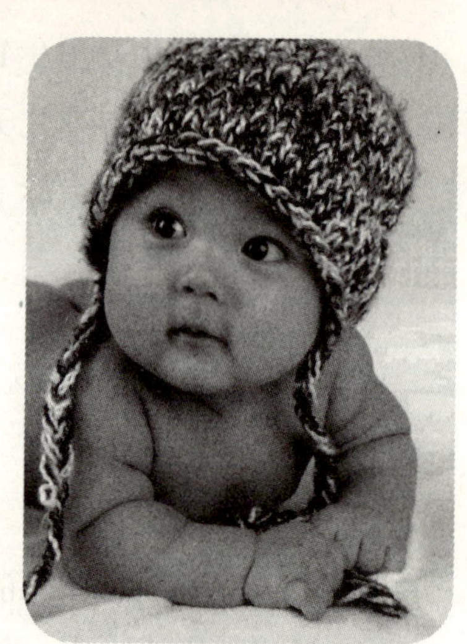

不论男婴、女婴，出生3～5天后，都会出现乳腺肿胀现象。可以摸到乳腺，是蚕豆大小或山楂大小的硬结，轻轻挤压可有乳汁。这也是宝宝受母体雌激素影响的结果，一般2～3周可自然消退。

●我们的建议：

千万不要挤压宝宝肿胀的乳房，否则会带进细菌，使乳腺红肿、发炎，严重的甚至可能引起败血症。女婴若乳腺发炎形成瘢痕，长大后还会影响泌乳。

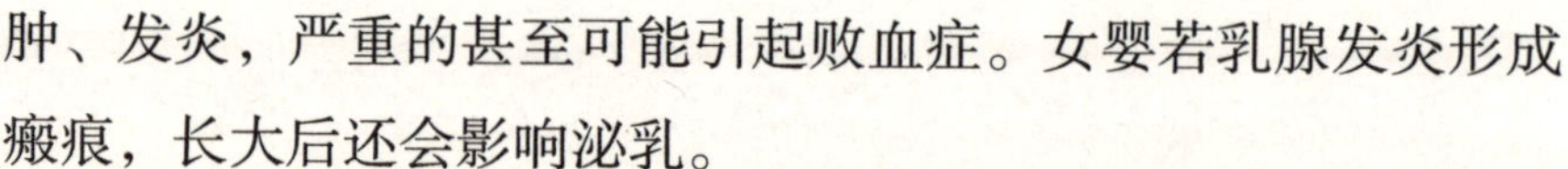

9 他怎么总是打喷嚏

新生儿爱打喷嚏，那是他们在疏通鼻道，让呼吸更畅通。有时，妈妈在照料宝宝时，他们的鼻孔因为受到压力而变平或是一个鼻孔闭上了，尤其是喂奶之后。这时，宝宝来个深呼吸或打个响亮的喷嚏，鼻孔就张开了。

Tips 贴心提醒

洗澡后小儿受冷气刺激，也可引起打喷嚏，妈妈不必担心，注意保暖就是了，莫动辄服感冒药。

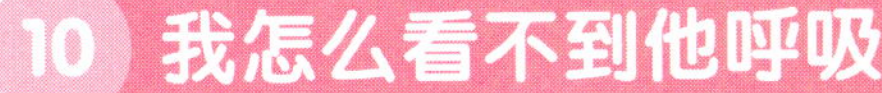

10 我怎么看不到他呼吸

新生儿的呼吸无规律，快慢不均，偶尔还有轻微的暂停现象。20秒之内的呼吸停顿都是正常的，到了6周大，他的呼吸就会比较有规律了。

我们的建议：

让宝宝仰睡，把玩具从他的身边拿开，以免压到他的身体，不要在他的房间里吸烟。

一旦发现新生儿呼吸暂停，家长应立即采取人工辅助呼吸：

1.左手将婴儿双脚托起，右手拍打其双脚底，每分钟50～60次。

2.或将手放在婴儿的背部，轻轻地托起，然后轻轻地放下，每分钟约托30～40次。

如果发现宝宝面色发紫，或者有其他其他症状出现，应及时就诊。

11 我的孩子怎么总是饿

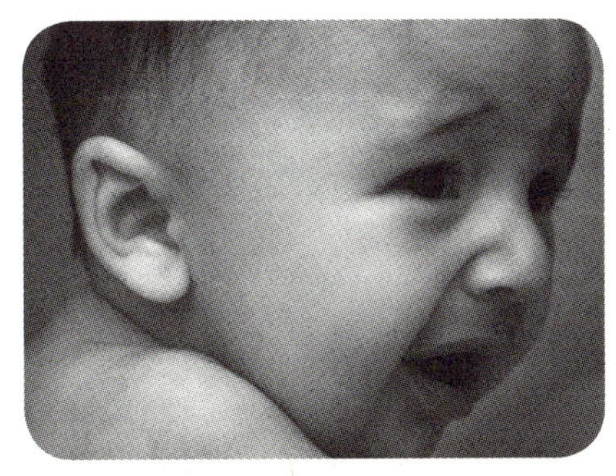

在孩子出生的最初几周，妈妈就像一个昼夜不停旋转的自助餐台，孩子是吃了又吃。实际上，你的宝宝这种频繁的需求，会自然地促进妈妈奶水的分泌，以满足他日益增长的食欲。而且，因为母乳更易消化，母乳喂养的宝宝比人工喂养的孩子肠胃排空更快，吃奶更频繁。所以妈妈会觉得自己一天当中的全部事情就是让小东西吃了睡、睡了吃。

宝宝喜欢妈妈喂奶的另一个原因是可以得到妈妈一心一意的关注。有时他只是想让你抱抱，而不是饥饿。

12 我的孩子怎么总打嗝

宝宝出生后的几个月内，一直都有较频繁的打嗝。这是在锻炼横膈膜，它对宝宝的呼吸运动起着至关重要的作用。有时打嗝是由于宝宝过于兴奋，有时则是由于刚喂过奶，某种程度上讲，打嗝是由于横膈膜还未发育成熟。到了三到四个月的时候，宝宝打嗝就会少多了。

13 他的上嘴唇怎么有硬块

小宝宝频繁和用力地吸奶头或奶嘴，可能导致嘴唇上出现结节或水泡，也有个别宝宝的硬块是因为在妈妈的子宫里吮手指造成的。这类硬块不会让孩子感到不舒服，甚至你想像不到，嘴唇增厚还能让宝宝更容易叼住乳头或奶嘴。

这类硬块几个月后会消失，但也有的是长了又没，没了又长。

Tips

减少打嗝的措施

为减少打嗝，可以采取如下措施：

1.宝宝啼哭时不宜进食。

2.吃奶时要有正确的姿势体位。

3.新生儿打嗝时可用玩具引逗或放送轻柔的音乐以转移其情致，减少打嗝的频率。

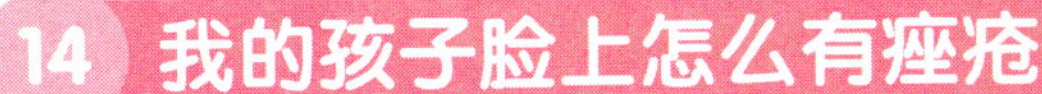

14 我的孩子脸上怎么有痤疮

大约有一半的新生儿有这样的问题，出生没几天而在脸上长出不少像青少年脸上起的“青春痘”。究其原因，是因宝宝受到从妈妈身体里带出来的肾上腺皮质激素的影响，出现皮脂分泌亢进所致。在皮脂分泌量增加的同时，毛囊上皮会发生角化，毛囊管狭窄，使皮脂存留从而形成痤疮。

15 他的鼻子上怎么有黄白色的小点

很多父母都会发现自己刚生出的宝宝鼻尖、鼻翼或面部上长满了黄白色的小点，大小约1个毫米，这是受母体雄激素的作用而使宝宝皮脂腺分泌旺盛所致，有的宝宝甚至在乳晕周围及外生殖器部位也可见到这种皮疹（粟粒疹）。

一般在宝宝4～6月时，粟粒疹会自行吸收，消失不见。大人千万不要用手去挤，否则会引起局部感染。

16 我的孩子怎么总溢奶

新生儿胃的容量较小，贲门肌肉发育尚未完善，关闭不严，容易引起胃内奶汁倒流。尤其是喂奶后立即换尿布，哭闹

Tips

宝宝出现皮疹怎么办

1.皮疹不严重的宝宝无需任何治疗，一般在数月后自动痊愈。
2.不要用母乳擦洗，不要用手去挤压，更不要涂抹激素类软膏。
3.如果宝宝的皮疹症状比较严重，要及时请医生治疗。

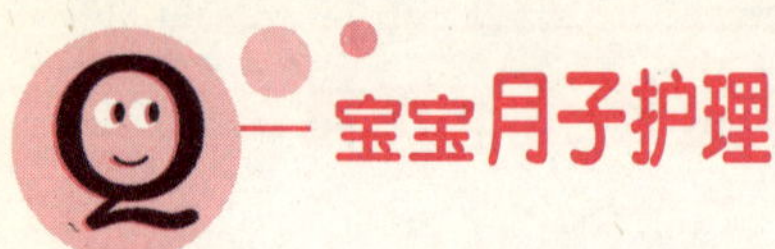

或多动时更会发生溢奶现象。有时用奶瓶喂乳汁或水时，由于其奶瓶的乳头没有被完全充满，致使小儿吸入空气，造成胃体膨胀而引起溢奶。

溢奶不同于吐奶。吐奶量较多，像喷出来一样，是一种病态，应去看医生。溢奶是生理现象。

17 他的皮肤怎么是黄色的

新生儿出生后2～3天皮肤变黄，但过7～10天后，黄色逐渐减退而消失。这种现象称为生理性黄疸。

若在生后24小时内出现皮肤发黄，且很快加重，或2周后黄疸仍不消退，应考虑是病理黄疸，需到医院治疗。

18 孩子出生后体重怎么下降了

新生儿生后1周，由于进入量少、不显性失水及大小便排出，体重可下降6%～9%，一般情况下10天内即可恢复。

体重下降程度及恢复速度，与开始喂奶时间及进入量是否充足有关。

Tips

贴心提醒

若体重下降超过10%或恢复过晚（10天后仍未恢复），应考虑有母乳不足或其他病理因素。

19 有些初生宝宝为什么会长牙

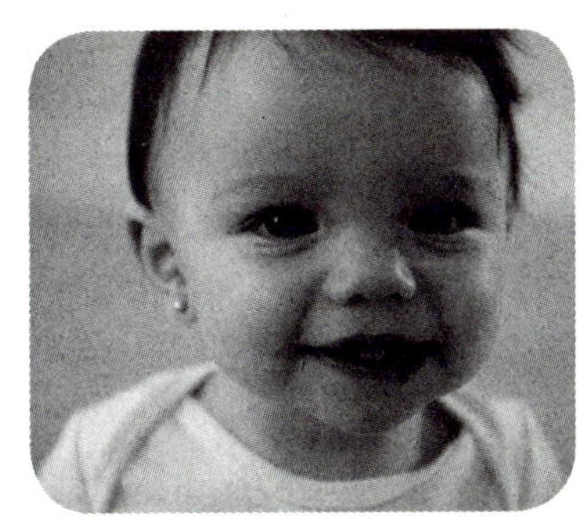

一般情况下，新生婴儿的口腔里是看不到牙齿的，但也有个别新生儿，刚出生就可见到有发育正常的乳前牙。这在医学上叫做“先天性出龈牙齿”。此现象如同浅播的种子仅撒在土壤的表层，刚一发芽就破土而出的道理是一样的。

●我们的建议：

1.不要把这些牙视为“异常”而轻易地拔掉。

2.千万不要用异物擦涂，以免弄破感染。

20 新生儿头顶部的一层厚痂是怎么回事

有些新生儿头顶部常有一层厚薄不均、油腻、棕黄或灰黄色的痂。其形成原因多半是由于母亲看到新生儿头顶囟门的波动，不敢清洗该处，长时间皮脂腺的分泌和头皮脱屑、灰尘污染堆积而成。

Tips

正确清洗新生儿头部的痂

1.不要用手乱抠新生儿头顶部的痂，以免损伤皮肤引起感染。

2.将植物油加热晾凉后涂于痂上，24小时后用细梳子轻轻梳几次即可去除。如果一次除不净，可再涂敷一次。除去后可用温水、婴儿香皂洗净擦干即可。

21 还有需要说明的吗

●小婴儿大便时嘴里会发出“吭哧吭哧”的声音，全身都会变红：

别担心。这是因为胎儿在子宫里没有排泄大便的活动，他的腹部肌肉缺乏锻炼，因此没有足够的力量。出生后的宝宝要非常用力才能排出大便。

●小屁屁上的红疹：

大多是由宝宝的大便造成的。新生儿的消化系统难以完全消化掉母乳或配方奶中的碳水化合物，那些未被消化的在大肠中发酵，产生气体、酸性物质以及泡沫样大便，这对宝宝柔嫩的小屁屁造成的刺激是极大的。一定要给宝宝勤换尿布，多擦护臀霜。

●宝宝的脚指甲看起来好像是往肉里长：

这是正常的。小婴儿的指甲易折易弯，深深地置于甲床中。判断宝宝的指甲是否有问题，只需轻轻地挤压一下他的脚趾：如果宝宝的脚指甲真的是往肉里长，那宝宝的脚会感到疼痛，他会以哭声告诉你。

●宝宝有双“扁平足”：

新生儿足底扁而平是正常的。相反，如果婴儿在头几个月里就有很高的足弓反而是一种不良的信号，因为它预示着宝宝会有神经或肌肉方面的问题。宝宝到了4～6岁的时候足弓才会发育好。

●有时宝宝看起来有点“对眼”：

一只眼睛的肌肉比另一只有力，会使宝宝有时看起来有点

“对眼”。这种现象只是间断性的，不必担心。

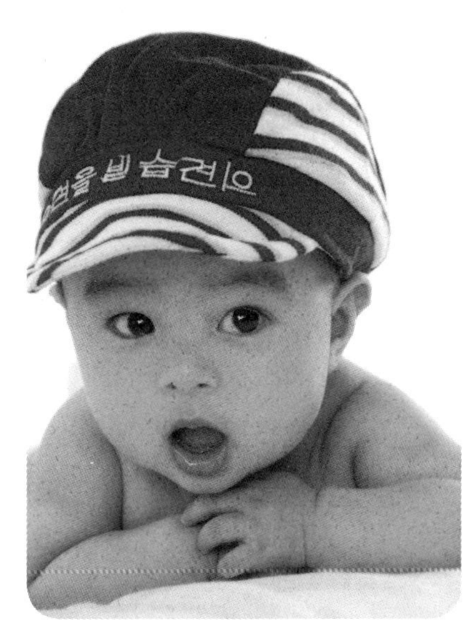

●新生儿只能用鼻子呼吸：

这是因为新生儿的喉咙位置比较高。较高的喉咙位置可以让他在吃奶时进行呼吸，并且保证液体不会流入气管。缺点是宝宝不能用嘴呼吸。如果宝宝发生鼻塞，要及时处理。

●新生宝宝不流眼泪：

这是因为新生儿的泪腺所产生的液体量很少，只能保持他眼球的湿润。而且，宝宝在出生时，其泪管是部分或全部封闭的，要等到几个月以后才能完全打开。

●软塌塌的小耳朵：

新生宝宝的小耳朵非常柔软，显得有些像招风耳。其实，这只是因为宝宝的小耳朵里的软骨尚未发育好的缘故。几个星期之后，随着软骨日渐发育成熟，宝宝的小耳朵就会慢慢变硬，直立起来，有一个正常的形状了。

●脱水：

新生儿的新陈代谢速度很快，是儿童或大人的2~3倍，导致水分的快速流失，所以小婴儿容易脱水。

要判断宝宝是否处于脱水状态，可把小拇指放入宝宝的口中，如果湿润则没事；如果干而黏，就说明宝宝需要奶水。

Part 4 全家终于“团圆”了

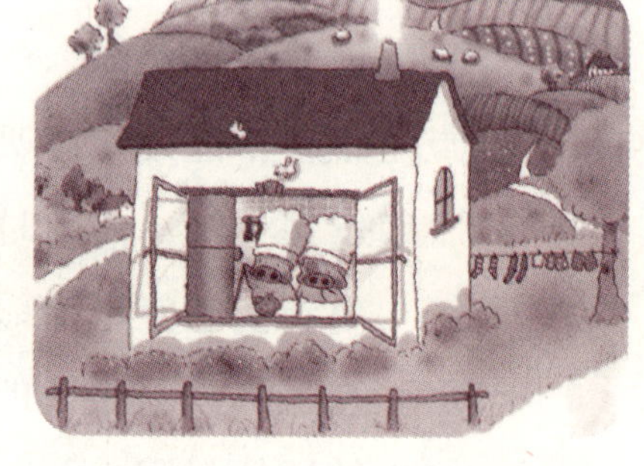

宝宝出生后的第4天，我们离开了医院，回到家里。我们全家终于“团圆”了。

说你“回”到家里，似不确切，因为你是第一次来到这个家。不，不对。应该说，你来了，我们才第一次有了这个家。

我早已为你准备了一个漂亮而舒适的摇篮，四周是天蓝色的，洁白的纱帐编织着美丽的流苏花边，床头还有红、黄、白、绿色的叮口当响的小圆球。每一点每一滴都倾注了我浓浓的爱意。我一直以为摇篮才是家的起点和中心。

你躺在摇篮中，惊喜地看着这一切，就象我们惊喜地看着你。

家里有摇篮，摇篮里有你，这个家变得生动起来，家里顿时氤氲着无与伦比的温馨。

有经验的妈妈说：

一旦你和小宝贝从医院回到家里，你就会有一种承受不住的感觉，总是很委屈，很伤感，也许还会觉得所发生的一切都不真实。事实上，这是一种很正常的反应。很快你又会感到兴奋不已，情绪高涨，甚至都兴奋得睡不着。你的感觉可以说来了一个180度的大转弯儿，这是产后母亲的一个通病，可以让人理解。而且，对任何事情的不真实感不久就会消失了。

●我们的建议：

妻子临产期间，丈夫就应该做好各项后勤工作。

1.布置好清洁、卫生、舒适的房间，以便妻子和宝宝生活在一个清洁、安全、舒适的环境里。

2.拆洗被褥，主动将家中的被褥、床单、枕巾、枕头拆洗干净，并在阳光下曝晒、消毒备用。

3.清点、备足日常用品和生活用品及营养品等。

4.给小宝宝布置一个舒适的新环境，把床安排好，室内温度调节好。

5.在婴儿床周围布满颜色鲜艳的图片和玩具，发展小宝宝的视觉并刺激大脑的发育。

1 宝宝卧室怎么样了

刚刚离开母体的新生儿，就像刚出土的幼苗一样，非常娇嫩，因此，给新生儿安排一个适宜的生活环境是首先要解决的重要问题。

●宝宝卧室要求：

1.新生儿的卧室应当和母亲在一起，做到母婴同室。

2.最好将新生儿的卧室安排在朝南的房间，因为这样的房间阳光充足，打开窗户就可直接晒到太阳。婴儿吸收阳光中的紫外线，可以预防维生素D缺乏性佝偻病。

3.新生儿的房间光线要明亮，以便于观察新生儿的变化，如黄疸是否出现、皮肤有无感染等情况。还可促使新生儿很快地分辨白天与夜晚的不同，对养成新生儿有规律的睡眠起到一定的作用。

●我们的建议：

1.新生儿的房间一定要空气新鲜，根据季节不同，每天要定时开窗1～2次，以保持室内空气新鲜无异味。但应避免风直接吹新生儿。

2.由于新生儿体温调节能力较差，必须使环境保持适宜的温度和湿度。

一般足月新生儿的室内温度在20℃～22℃、早产儿的室内温度应在22℃～26℃之间，湿度保持在60%～70%。

3.新生儿的卧室要经常整理打扫。打扫时最好用湿法打扫，如用湿布擦拭家具、地面用半湿半干的拖把清扫；也可先

Tips

贴心提醒

1.宝宝卧室最好不是新装修的。如果是新装修的，最好通风换气3个月以上。

2.清洁床铺时，不要在宝宝卧室内抖动床单等，以免床铺上的尘埃碎屑漂浮在空气中，刺激新生儿的口、鼻咽部黏膜及皮肤，引起不适，甚至疾病。

3.新生儿的房间尽量少住人，应避免人来人往，以免发生交叉感染。

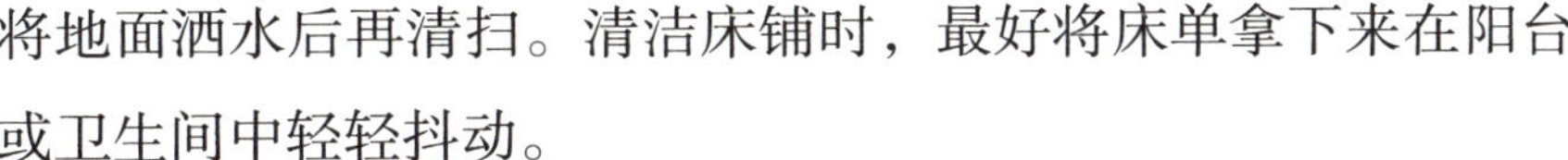

将地面洒水后再清扫。清洁床铺时，最好将床单拿下来在阳台或卫生间中轻轻抖动。

2 调节宝宝卧室温度

刚出生的新生儿，离开母体来到人间这个新环境中，对外界气温的变化是极为敏感的。尤其是寒冬腊月出生的婴儿，温度的高低直接影响到宝宝的安危，不可不慎！

要使新生儿得到最好的护理，就要给他一个适中温度，一般足月新生儿的室内温度在24℃～26℃、早产儿的室内温度应在26℃～28℃，使新生儿体温保持在36.5℃～37.3℃之间。一般情况下，将大哭大叫的新生儿放在室温为20℃左右的房间里，就会止哭，而且睡得很恬静。

●寒冬的取暖：

室温太低，婴儿心情会变坏，手足乱动，大声哭闹。尤其当室温为15℃以下时，对初生婴儿来讲就太危险了。因此，要是室温低于15℃，最好使用暖气。

1.暖气取暖，室温往往低于25℃，给宝宝盖上棉被。

2.如果家中备有空调设备，室内温度最好保持在21℃～25℃，相对湿度为50%～60%。

3.如烧煤、烧木炭取暖，就必须慎重。不要把取暖的火炉放在宝宝的室内，以防煤气中毒。必须每天开窗几次，以便将室内污气排掉。通风时间视当日风力、气温而定。天气暖和时窗户打开时间稍长些；如风大且冷，窗户就只能打开一会儿了。

Tips

贴心提醒

1.不管是冬天，还是夏天，最关键的是使新生儿体温保持在36.5℃～37.3℃之间。

2.冬季给新生儿保暖，要防止意外事故发生。

4.有的地方很难将室温提高到20℃，那就只好利用热水袋及多穿衣服了。热水袋事先用棉套包好，放在离宝宝10厘米远处取暖用，但注意防止烫伤。如新生儿体温低于36℃，应增加衣被；如果新生儿体温高于37.4℃，则保暖过度，应适当调节。

●**盛夏的降温：**

1.使用电风扇时，要将风速调到最低（弱）档。电风扇不能直接对着宝宝吹，可放在较远处；也可在地面洒水来降温。

2.使用空调设备时，室温最好保持在20℃左右，相对湿度为50%为宜。温度切不可调得过低。

3.早晚天气凉爽时，务必将孩子抱到室外呼吸新鲜空气。另外，每天多给孩子洗洗澡，这样即可使孩子清爽舒服，又可以防止出痱子。

3 宝宝的小床在哪里

你也许准备了一个漂亮、带蓬的摇篮（婴儿床）。实际上，婴儿并不在乎摇篮是否漂亮，哪怕是家里用过多年的旧摇篮也行。婴儿床只要求：

1.摇篮四周围栏。最好用海绵或充气尼龙制品垫在婴儿床的栏杆内壁，以防婴儿脑袋直接碰撞栏杆而受伤。

2.摇篮上要有柔软、结实的床垫。

3.婴儿床具备良好的安全性。

●我们的建议：

1.婴儿是一个独立的人，因此，尽量从小就给他一个单独生活的场所。当然，不一定非要给他一个单独的房间，但至少应该布置一个婴儿专用的场所，一张实用舒适的小床是一个很好的选择。

2.小床要放在大人容易看到的地方，以便随时观察婴儿动态。

3.婴儿床的四周一般都有栅栏。从安全角度来看，栅栏的间隔应在9厘米以下，即孩子的拳头能伸得出为好；间隔太大，孩子的头就有可能伸出去。

栅栏的高度一般要高出床垫50厘米；太低，等到孩子能抓住栅栏站立时，随时会有爬过栅栏掉下来的危险；太高，妈妈抱起或者放下婴儿都十分不便。

4.婴儿床的大小可根据房间的大小而定。如果床太小，用1年左右就要淘汰，似乎有点浪费。如果太大，又不能给婴儿提供安全感。现在有的床是可以调节长短的，这样的床比较实用，但是同样要注意是否结实，以免发生事故。

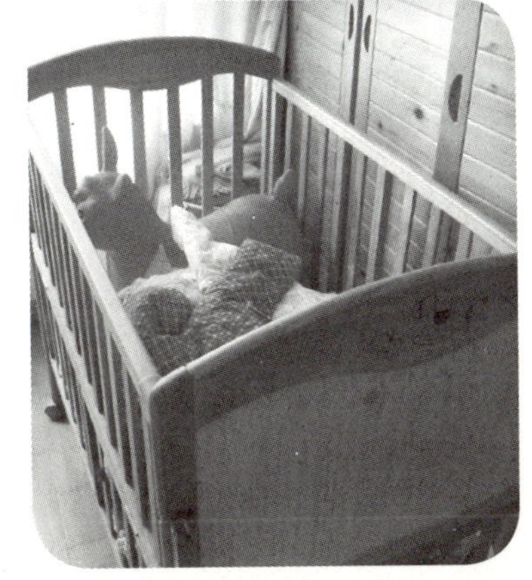

5.金属小床最为结实，但金属的质感不好，冰冷且过于坚

硬，不适合用于婴儿。木制的小床最为理想，既结实又温和。

6.现在市场上有许多下面安装有小轮子的婴儿床，可以自由地推来推去。这种小床，必须注意它是否安有制动装置。有制动装置的小床才安全，同时制动装置要比较牢固，不至于一碰就松。

7.有的小床可以晃动，有摇篮的作用，这种床要注意各部位的连接是否紧密可靠。最好不要买只能晃动、不能固定的小床，因为，婴儿的成长速度很快，睡摇篮的时间短，更需要的还是一张固定的床。

8.有的小床看上去很漂亮，但不结实，这样的床千万不能用。因为宝宝的活动量大，无形之中给小床增加了外力，这样本来就不紧的螺丝、钉子等就会松掉，宝宝会出危险。大人以为小小的婴儿不会乱摸螺丝，殊不知宝宝因无意识地弄松螺丝而掉下床的事故是经常发生的。

9.婴儿床不应有锋利刮手的边角，也不应有含铅的油漆。

10.宝宝不可睡沙发，这对宝宝脊柱发育不利。

Tips

小窍门

1.夏天，最好将床放在通风的地方。冬天，不要让穿堂风吹着。冬天要是有些微的穿堂风，可以在有风的那头床栏杆上搭条浴巾，或者挂起小蚊帐，这样即可以挡风，又可以保温。

2.住房狭窄的家庭安放小床时，要注意周围的摆设，比如当心衣柜上的花瓶倒下来，或者是墙上挂着的东西掉下来砸伤孩子。

4 宝贝，我们出院回家了

自然顺产可能只需在医院住两三天。如果是剖宫产，就要准备在医院住上6天。在医院，你要通过询问、实践学会怎样料理孩子。多留意护士是怎么给孩子洗澡、怎么换尿不湿的。

●出院护理：

1.出生第3天（满72小时），无黄疸情形，卡介苗预防针注射完后，经医生检查正常者，即可出院。

2.检查脐夹是否去除。

3.检查手脚圈核对宝宝，是否正确。

4.给宝宝换上新衣服与新包巾。

5.为宝宝盖出院记录。

●我们的建议：

1.出院前，最好让护士给宝宝洗个澡。回家后，除非宝宝弄脏了，身上味道很重，否则不必马上再洗澡。

2.出院前，换好尿布。如果回家路上，宝宝又解便了或显得燥动不安、哭闹，不妨察看一下，以便及时更换尿布。

3.离开医院前，最好先给宝贝喂一次奶。

4.听取护士建议，按照护士要求包裹好宝宝，回家吧！

5 护理宝贝，别忘了妈妈

家庭成员都围着宝宝转，是情理之中的事。但是，千万不要忽视了产妇的护理。

产妇出院后，一边要休养好身体，还要照顾宝宝，为宝宝喂奶，所以应提前准备好产妇用品。产妇需要的日常用品大致有以下几种：

品名	数量	备注
吸乳器	1个	手动、电动（喂母乳专用）
哺喂母乳胸罩	1个	保护乳头（喂母乳专用）
防溢乳垫	1打	可抛弃式（喂母乳专用）
束腹带	1个	帮助子宫收缩。剖宫产的妈妈，需准备束腹带来减少手术后的伤口疼痛。当然，害怕产后身材会走样的妇女，也可用束腹带或束衣裤来改善或掩饰产后的赘肉。
哺乳袋	1~2个	储放母乳（喂母乳专用）
乳头保护罩	1个	依医护人员指示使用（喂母乳专用）
背婴袋	1个	2个月以上使用
产褥垫	1个	坐月子使用

我们建议：

1.产妇正处于产后恢复期，可以穿着睡衣在床上坐着或躺着。

2.限制探访时间。

3.不要把宝宝在客人中传来传去。

6 转换角色：从孕妇到妈妈

出院后回到家里，接下来的日子便开始充分感受做母亲的滋味了：宝宝晚上要起来吃好多次奶，妈妈困得眼皮直打架。刚吃完了奶，他却又开始又拉又尿了……无数的难题都来了：

宝宝大便后，如何清洗他的屁股？怎么换尿布或尿不湿？多长时间给宝宝洗一次澡，怎样才算洗干净？如何清理宝宝的脐带？喂奶的时候，怎么样抱着宝宝更好更舒服？怎样断定宝宝喝奶已经喝够了？宝宝得了疝气的征兆是什么，该怎么办？

必须及时进行从孕妇到妈妈的角色转换。为此，专家为你开出7天指南“药方”，使初为人母的你有一个良好的开端。

第一天：享用一顿既丰盛又有营养的早餐：谷类、水果和牛奶。恢复体力是最关键的。

第二天：你处于产后恢复期，可能会有产后痛。如果你缝针了，会有较强的疼痛感，先照顾好自己。如果担心自己的健康状况，告诉医院的大夫或者护士。

第三天：今天就会下奶了。双乳会稍微变硬，有一种胀的感觉。如果把冰凉的卷心菜放在上面就会感觉好一些。这个方法很见效。要是你的宝宝不饿，而奶水又太多，你就得自己尽可能地挤出来。

第四天：很多新妈妈这时都很伤感。因为身体的激素水平还高于正常值，使你的情绪不稳定，这很正常，再过一些日子你就会感觉好得多。但是，如果那时你还感觉情绪低落，你就要寻求帮助了，千万别自己默默地承受着。

Tips

贴心提醒

新生儿出生后，生活环境发生巨大变化，但身体各器官发育尚不成熟，对外界环境变化的适应性差，抵抗力弱，如果护理不当，很容易患病，并导致严重后果。

第五天：疲倦感随之而来了，所以当你想好好补一觉的时候，就请你的丈夫、父母或者亲戚帮你看护一下宝宝。

第六天：这几天一直在你的卧室里休息了，你可以到其他房间或者阳台上走一走，新鲜的空气对你有好处。

第七天：不错！你已经度过了艰难的一个星期了。你可以给自己放会儿假，例如宝宝睡熟以后，把电话线拔掉，把电视打开，以尽可能舒服的姿势懒在沙发上，彻底地放松一下。

7 宝贝，妈妈在家要为你做些什么呢

新生儿这一个月在生命的长河中是短暂的，但却是生命过程由寄生母体到独立生存的一个重大转折，精心抚养就能养出一个健康聪明的小宝宝。

这里，育儿专家给新生儿家庭护理以下要点：

1.安静：新生儿除了哺乳时间外，大部分时间都在睡眠，因此婴儿房间应该保持整洁和安静。但也无需刻意避免所有的声音，适当的声音婴儿会适应且是听觉发展所必需的。

2.保温：新生儿对于体温调节能力较差，父母应注意婴儿的体温，婴儿房间的温度宜保持24℃～28℃右，且要留心室内空气的流通。

3.衣服：新生儿皮肤又细又嫩，所以要给新生儿柔软、宽松的衣服，旧衣服可能会更好一点，但一定要洗干净。衣服不宜扎得过紧，以防损伤皮肤。

4.换尿布：婴儿解大小便时，马上换尿布，并用温水洗净屁股，再以棉巾轻轻拭干。

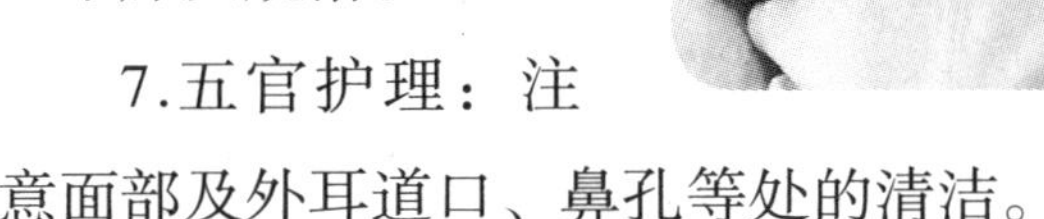

5.皮肤护理：新生儿出生24小时后即可洗澡。脐带未脱落前，不用盆浴。脐带脱落后，可盆浴。

6.脐带护理：预防脐部感染，促进早日干燥及脱落。

7.五官护理：注意面部及外耳道口、鼻孔等处的清洁。

8.哺乳：新生儿娩出后如母体状况良好，应尽可能在产后半小时内给予母子皮肤接触，并让新生儿及早吸吮。

9.和宝宝说说笑笑：促进智力的发展。

10.避免感染：护理新生儿时，要注意卫生。每次护理前均应洗手，以防手上沾污的细菌带到新生儿细嫩的皮肤上面发生感染。如护理人员患有传染性疾病或带菌者，则不能接触新生儿，以防新生儿受染。如新生儿发生传染病时，必须严格隔离治疗。与传染病人发生过接触的宝宝也需要隔离观察。

11.观察病情：每天及时了解婴儿吃奶、大小便及睡眠情况。注意体温、呼吸、心音、心率、体重等的变化。注意面容、面色、手足颜色和温度，皮肤有无化脓灶或出血点。有无呕吐，囟门及肌张力有无异常等。

Part 5 母乳是婴儿最好的食物

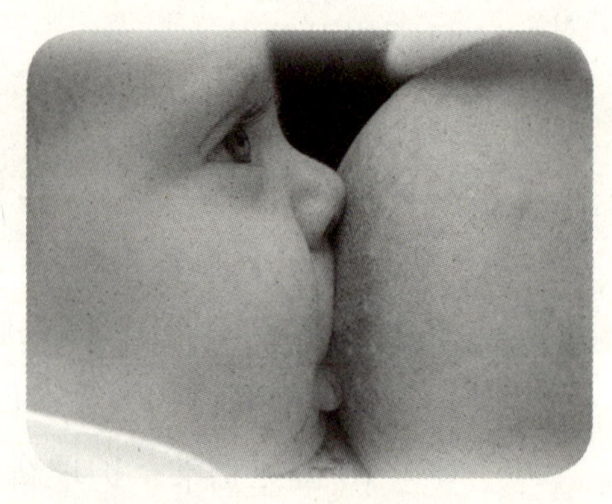

天下没有不吃母乳的孩子。

有的妈妈说："我的孩子不认母乳。"

错，错，错！不是孩子不认母乳，而是妈妈没有及时把握孩子吃初乳的时间。小宝宝刚刚出生的时候，如果妈妈没有及时给宝宝喂上母乳，而是先喂了牛奶，那么小宝宝很快（一般也就3天左右）就会适应牛奶这种"新"口味。橡胶奶嘴柔软，孔口又大，宝宝吃起来又快又省力；牛奶糖分比母乳高，甜甜的，让小宝宝觉得好喝极了。如果等宝宝适应了牛奶，再让他回过头来换吃母奶，且不说气味上又腥又咸，那些偏细的奶管就让宝宝费尽了力气。吃一顿奶还要累出一身汗，你说小宝宝还会从命吗？

天下没有不吃母乳的孩子，只有不懂宝宝心理的家长。

要想将牛奶戒掉，就只有让孩子使劲吃母乳了。吃两口孩子会拒绝，会哭，等着牛奶的到来，此时妈妈要狠一狠心，坚持不喂牛奶。一次吃不多？没有关系，那就多吃几次吧。只要家长坚持，孩子很快又会适应母乳的。这样做，既能加强孩子的免疫力，让他得到均衡的营养，又能增进亲子关系，花费气力是值得的。

记住，养育宝宝的原则就是“师法自然”，违背自然的做法，就会受到自然的惩罚。

●我们的建议：

1.怀孕末期即应下定决心，计划以母乳哺喂婴儿。

2.如果妈妈的乳头较短或凹陷的现象，在怀孕时就要积极矫正。

3.准爸爸及家中长辈的鼓励与协助对预备哺育母乳的母亲是非常重要的。

4.应以耐心、决心、信心来面对喂母乳可能产生的问题。

1 母乳，婴儿最好的食物

●喂母乳，最营养也最合乎婴儿的需要：

1.母乳是最理想的婴儿食品，母乳中所含的营养，无论在质或在量方面都比其他奶品更适合婴儿的需要。

2.母乳中含有的乳糖和脂肪酸，是婴儿脑部发育的基本成分。

3.营养状况良好的母亲，可供给婴儿较多的铁质及维生素。

4.母乳中含适量的磷质，可促进钙质的吸收，帮助婴儿成长。

5.母乳干净无菌，容易消化，较少有胀气感或不适。

6.喂母乳的婴儿不易发生营养不良或营养过多的情形。

●喂母乳，可增加婴儿对疾病的抵抗力：

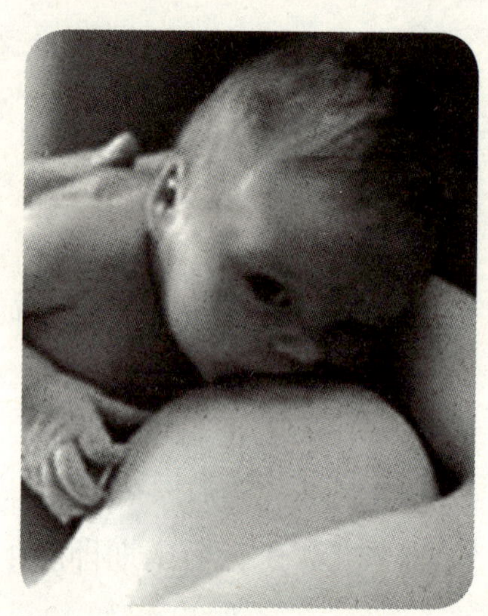

1.母亲于产后最早所分泌的量少微黄的乳汁称为初乳，含有丰富营养和抗体，可增强婴儿对疾病的抵抗力及帮助胎便的排出。

2.初乳含有抗体，可抑制细菌或病毒侵入肠黏膜。

3.母乳中所含免疫物质可维持到产后4～6个月，能帮助婴儿抵抗疾病。

4.吃母乳的婴儿比较不易感染呼吸道及消化道的疾病。

5.可降低婴儿的过敏机率及症状。

6.婴儿得感冒、腹泻、便秘、皮肤病等发生率及死亡率都比喂牛奶的婴儿低，因为母乳含各种抗体，可增加抵抗力这对愈小的婴儿尤其重要。

Tips

贴心提醒

1.即使不愿给宝宝母乳喂养的母亲，也应该把宝贵的初乳哺育给宝宝。

2.妈妈应该尽量用母乳来哺育自己的婴儿，而且喂母乳也可促进母亲子宫收缩，早日恢复健康。

3.如果母乳不够，可采取混合喂养，以母乳为主，添加牛奶或其他代乳品。千万不要马上断奶，至少要给婴儿吃4个月。

4.人乳中维生素K含量低于牛奶，母乳喂养时，要注意补充牛奶或其他代乳品。

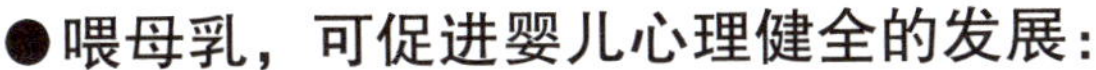

●喂母乳，可促进婴儿心理健全的发展：

1.用母乳喂哺自己的孩子，让孩子感受到母爱的温暖，有利于情绪的稳定和心理的成长，更可以增进母子的亲情。

2.吃母乳可满足婴儿吸吮的本能，使心理发展健全而平衡。

3.吃母乳可满足婴儿心理上的安全感，促使婴儿容易适应社会。

4.吸吮母乳可增加口腔运动，使婴儿牙龈强壮及脸型完美，且可增加婴儿的耐心。

●喂母乳，使母亲受益匪浅：

1.婴儿吃母乳可帮助母亲产后子宫收缩，促进产妇产后身体复原。

2.婴儿吃母乳可使乳汁分泌正常，可减少罹患乳癌的机会。

3.省时方便，不需任何准备，可避免消毒奶瓶的麻烦及外出时携带奶瓶、奶粉等的不便。

4.吃母乳可延长产后月经恢复的期间，还可达到自然避孕的效果。

5.以母乳哺喂婴儿可使母亲获得极大的满足与快乐。

6.母亲喂奶每天消耗一定的热量，对产后恢复身材有帮助。

Tips

母乳喂养的好处

1.初乳是质量最好的母乳。

2.初乳的量虽然不多，但却可使新生儿获得大量球蛋白，增强了新生儿的抗病能力，大大减少了婴儿肺炎、肠炎、腹泻的发生率。

3.妇女母乳喂哺宝宝，可以减低自己患乳癌的机会。

2 初乳是质量最好的母乳

母亲分娩后7天之内的乳汁叫做初乳。

●**初乳的特点：**

1.初乳的颜色为黄白色，这是由于初乳富含β-胡萝卜素之故。

2.初乳较稠，因为初乳含有较多的蛋白质和有形物质。

3.初乳中含有大量免疫球蛋白和其他保护因子，初乳还有导泻作用，加速胎粪排出，减少新生儿黄疸的发生。

4.初乳中的脂肪、乳糖含量较少，更有利于新生儿消化吸收。

3 新生儿何时开始吃奶好

新生儿出生后什么时候开始哺乳呢？以往主张让产妇及刚出生的新生儿得到充分的休息，所以要求正常新生儿在生后6～12小时开始哺乳，早产儿甚至更晚。现在人们认识到，这种主张是片面的，不利于小儿的健康。主张让新生儿在出生后半小时左右，就开始伏在母亲的胸前吸吮乳头。

Tips

母乳喂养时的注意事项

1.新生儿出生后半小时左右喂养母乳。如果妈妈暂时没有分泌乳汁，也要尽量让新生儿吮吸乳头，以促进乳汁分泌，并增进母婴的感情利于母体因分娩造成的产后伤口的愈合。

2.妈妈喂奶前先洗手并将乳头清洗干净。

3.妈妈如有呼吸道疾病，喂养时应戴口罩。如乳房上皮肤有破裂或炎症，应咨询医生后根据具体情况决定是否继续哺乳。

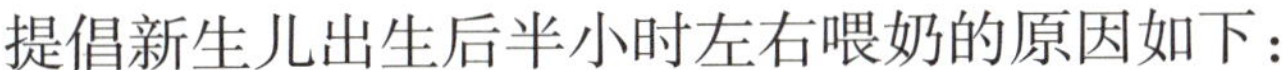

提倡新生儿出生后半小时左右喂奶的原因如下：

1.新生儿出生后第一个小时是个敏感期，且在出生后20～30分钟吸吮反射最强，如果此时没有得到吸吮体验，将会影响以后的吸吮能力。

2.新生儿出生后母子接触时间越早、越长，母子间的感情越深，婴儿的心理发育越好。

3.晚喂奶的新生儿黄疸较重，有的发生低血糖，使脑部受到损伤，有的发生脱水热。

4 妈妈母乳喂养姿势

为使母乳喂养成功，学会和掌握哺乳技巧是十分重要的。这些技巧包括母亲正确的哺乳姿势和体位等。

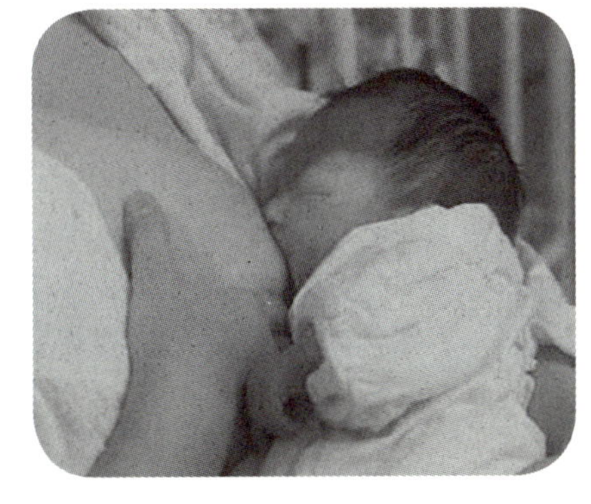

●姿势要求：

1.体位舒适：喂哺可采取不同姿势，重要的是让母亲心情愉快、体位舒适和全身肌肉松弛。

2.母婴必须紧密相贴：无论婴儿抱在哪一边，母亲应将婴儿抱在胸前，使婴儿的胸腹部贴着母亲的胸部，并使婴儿的口唇和母亲的乳房维持在同一水平上。

3.防止婴儿鼻部受压：保持婴儿头和颈略微伸展，以免鼻部压入弹性乳房而影响呼吸，但也要防止头部与颈部过度伸展造成吞咽困难。

4.母亲手的姿势：应将拇指和四指分别放在乳房上、下方，托起整个乳房喂哺，避免“剪刀式”夹托乳房（除非奶流急、婴儿呛溢），以免阻碍婴儿将大部分乳晕含入口内。

●常取姿势：

1.侧卧哺乳：躺着侧身哺喂母乳，背后可垫一个枕头，抱着宝宝靠近身体哺喂；也可以在宝宝身下垫枕头或小褥子，让

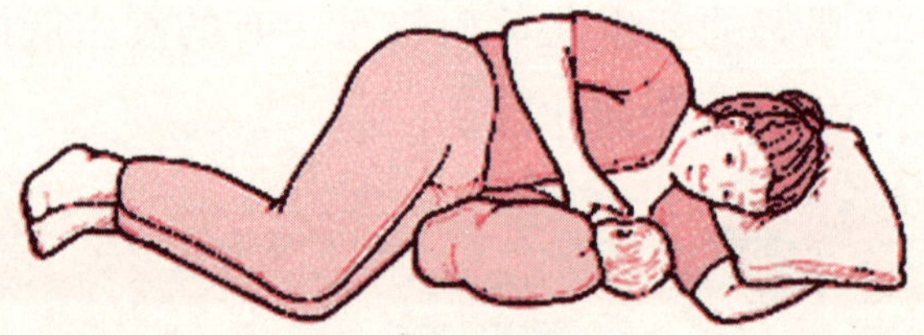

他靠近妈妈的乳房，喂奶时较为轻松。也可取仰卧位喂乳。

2.坐位喂乳：椅子高度合适，不要选用有把手的椅子，椅子不宜太软。椅背不宜后倾，否则使婴儿含吮不易定位。喂哺时，母亲应紧靠椅背，促使背部和双肩处于放松姿势。足下可添加脚凳，以帮助身体舒适、松弛。

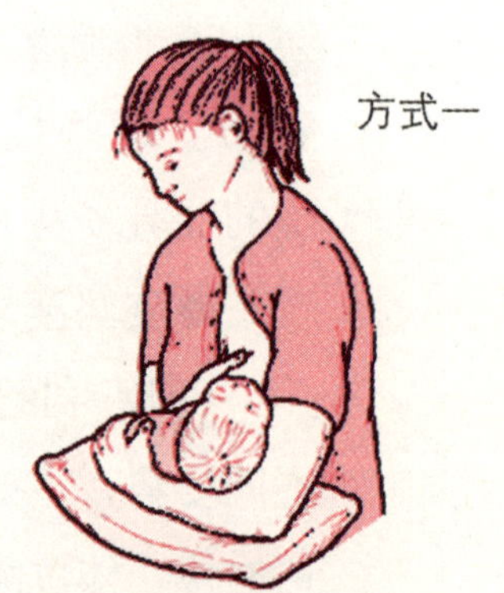
方式一

●坐位喂乳有2种方式：

方式一：腿上放一枕头支托妈妈抱着宝宝的那只手臂，让宝宝头枕于肘臂上。

方式二：腿上放一枕头支托妈妈抱着宝宝的那只手臂，用手支托宝宝头颈，用肘臂夹托宝宝身体。

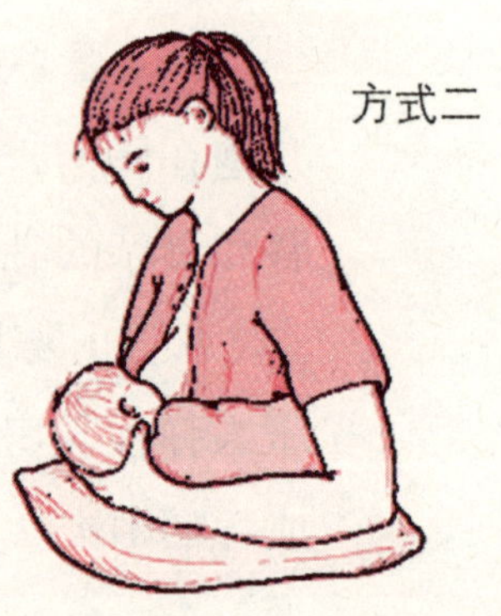
方式二

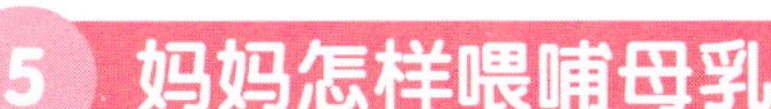

5 妈妈怎样喂哺母乳

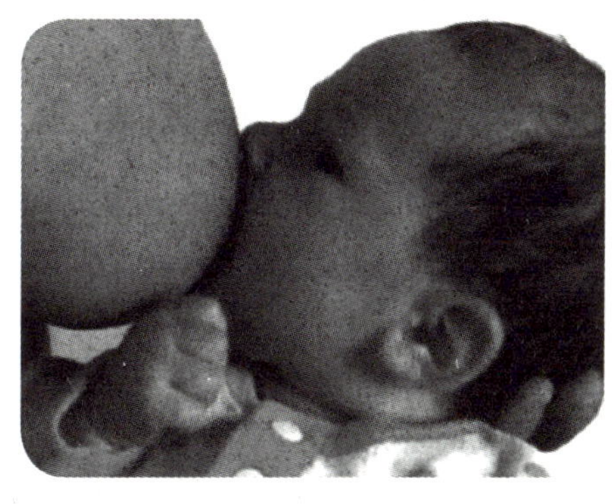

母乳是大自然赐给宝宝最好的食粮，人奶完全适合宝宝婴儿期成长、发育的需要。母亲用乳汁喂哺孩子时，由于与自己的子女密切肌肤接触而建立起亲切的母子之情，是家庭中最宝贵的财富。因此，初为人母的妈妈应尽量采用母乳喂养小宝宝。

●喂奶步骤：

1.妈妈洗手，以免将细菌带给婴儿或至乳头。

2.妈妈用温水轻抹乳头及乳晕，然后用湿热毛巾敷3～5分钟，同时按摩乳房可刺激射乳反射，使乳腺通畅。轻轻用手挤出几滴乳汁在乳头上（目的是让婴儿愿意吸吮乳头）。

Tips

贴心提醒

1.喂奶时，可播放宝宝和你都喜欢的音乐，在愉快舒服的气氛下轻松哺喂。

2.喂哺母乳的宝宝在4个月之前不用添加任何食物包括水。因为母乳中已含有80%的水分。只要奶量充足，宝宝不会发生缺乏水分的情况。

3.宝宝吸吮母乳是要费一定力气，因此不要用橡皮奶嘴进行喂哺，如果宝宝习惯吸吮不费力的橡皮奶嘴后，不愿意再费力吸吮母乳，这种情况叫奶头错觉。

Tips

贴心提醒

1.乳头要放在婴儿的舌头上方，而不是放在婴儿舌头下面。

2.新生儿不必硬性规定多少时间喂一次奶，只要宝宝想吃，可随时喂哺。

3.新生儿一般经过两三周按需喂哺后，就可以逐渐建立按时喂哺的规律，可每隔4小时喂一次奶。满3个月，可减少夜间喂奶次数，每日喂5次。

4.每次授乳时间约20分钟，每边乳房喂5～10分钟。但各人情况不同，以吃饱为准。

5.每次喂奶采用交替方式，如这次先喂左侧，则下次就先喂右侧。喂完奶，如果宝宝未吸净，将奶水排空。

6.若妈妈天天洗澡的话，哺乳后，不用清洁乳头，可涂些乳汁或医生处方的软膏滋润乳头，再换上新的吸乳垫及戴上胸围即可。

7.妈妈不要在给宝宝喂奶的时候睡觉，如果妈妈睡着了，乳房可能会堵住宝宝的口鼻造成窒息。

8.喂奶时，一定要用甜美的微笑和温柔的目光去注视宝宝，使宝宝在妈妈柔软温暖的怀抱中感到安全和满足。

3.妈妈选择一个舒适的姿势：一般情况下，宜采用坐位喂哺。若妈妈做了剖宫产手术，侧卧位哺乳不会引起妈妈的刀口疼痛。

4.将拇指和四指分别放在乳房上、下方，托起整个乳房，引领乳头到宝宝嘴边，避免宝宝鼻孔太贴近乳房，防碍呼吸。

5.用乳头触动宝宝的嘴角，当宝宝的嘴巴张大时，顺势把乳头和大部分乳晕都送入他的小嘴。只有这样，才能使宝宝有效地吮吸，妈妈的乳头也不会感到疼痛和破损。

6.如要停止喂哺，可利用小指头轻勾宝宝嘴角，宝宝即会

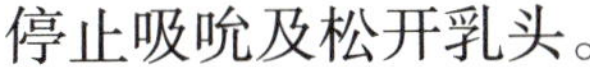

停止吸吮及松开乳头。

7.哺乳后可挤出少许乳汁均匀地涂在乳头上以保护乳头表皮，然后将婴儿竖直，头部紧靠在母亲肩上，用手掌轻拍背部，以帮助宝宝将胃内空气嗝出。这时可让宝宝再吸吮另一边乳房。当宝宝吃饱时，他会自动停止吸吮，表示他已吃饱了。

8.哺乳后一般应将婴儿保持于右侧卧位，以防止呕吐和造成窒息。

●喂母乳时，宝宝正确的吸吮姿势：

1.将新生儿的头部靠近妈妈的乳房。

2.吸吮时，新生儿的嘴巴含住乳头，使嘴唇和乳晕接触，压缩乳晕吸吮然后吞咽。

6 喂哺母乳，妈妈要注意什么

为宝宝哺乳充满着爱的哺育，这会更加密切母子之间的感情，是宝宝在你子宫里开始的生理关系的继续。孩子相信，当他需要时，你那纯净的乳汁就会源源不断地奉献给他。人们说哺乳是向孩子讲述真实、让孩子保持希望最早的方法。

●我们的建议：

1.通常乳汁会随着婴儿的吸吮愈多而分泌愈多，反之则愈少，继续喂哺则奶水就会源源不断。

2.喂母乳的母亲要有充分的休息、睡眠和健康的生活。

3.母亲不可偏食，要多选吃营养高、水分多的食物，如牛奶、鸡蛋、鱼、肉、豆类、水果、蔬菜等。

4.母亲不可随便服用药物或刺激性的物质。

5.哺喂母乳期，妈妈尽量不要吃含有酒精、咖啡因的食物，不要吸烟。

7 最初几天的母乳喂养

很多人以为，母亲头几天的乳汁太少、太黄，不适合、也不够新生儿吃。事实并非如此，初乳非常珍贵，千万不要浪费了。我们一定要摒弃那种把初乳挤掉的劣习！

初乳是不是够孩子吃？我们可以给你这样的答复：初乳的量和营养成分是足够孩子需要的。

最开始时，初乳很少，但足月新生儿的胃容量也很小，只有30～35毫升，随着妈妈不断给孩子吸奶，乳汁的分泌会愈来愈多。孩子初生时，睡的时间很多，妈妈只要遵循“按需哺乳”的原则给孩子哺喂，那么，多次的“一点点”乳汁就够孩子需要了。

按需哺乳意思是经常性的哺乳，这不会耗尽你的乳汁。研究表明，按需哺乳的母亲比间隔较长的固定时间才哺乳的母亲产生更多的乳汁。

Tips

贴心提醒

1.按需哺乳的宝宝平均一天要进食10次。

2.婴儿吸乳时，母亲有时会听到“嗯！嗯！”的吞咽声，但若发出“啧！啧！”声，则表示其并未含好乳房，或者乳头含得太浅。

3.千万别停止夜间哺乳。

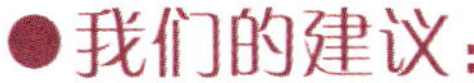

我们的建议：

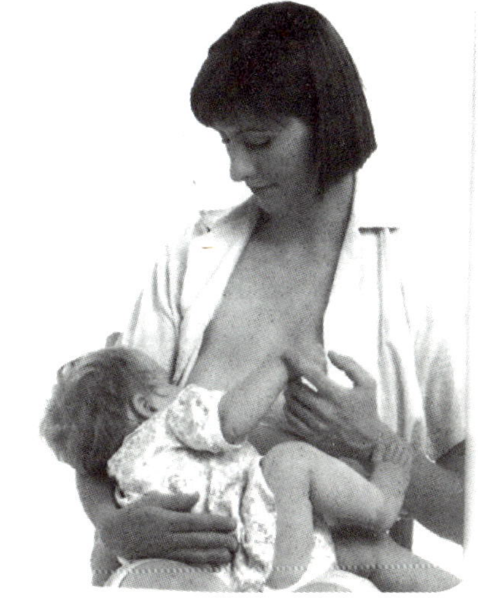

1.产后头几天，一定要坚持母乳喂养，这对孩子的成长十分重要。

2.产后第一天产妇每次给婴儿吸吮母乳3～5分钟，第二天5～7分钟，第三天7～10分钟，约至第七天时可一边先喂10分钟，再换另一边吸10分钟。

3.每次喂奶时，最好两边乳房轮流喂，新生儿通常吸第一边乳房时较努力，在最初5～10分钟的吸乳时，可获得这次所得乳汁的90%。两边乳房若让婴儿好好的吸吮，可刺激足够的乳汁分泌。

4.喂哺时，应抱起婴儿呈半坐姿势躺在母亲怀里，保持呼吸道通畅。哺乳后应将婴儿抱起，头放在母亲肩上，轻轻拍背，使胃内空气排出，以防止吐奶。

5.早产儿虽尚无吸吮与吞咽能力，也不能放弃母乳喂养，可在生后8～12小时，挤出母乳用滴管或鼻胃管喂早产儿，每次4毫升。

8 夜间怎样给新生儿哺乳

新生儿还没有形成一定的生活规律，夜间还需要母亲喂奶，这样会影响父母的正常休息。夜晚是睡觉的时间，母亲在半梦半醒之间给宝宝喂奶很容易发生意外。

●我们的建议：

1.不要让宝宝含着奶头睡觉，这样就会影响宝宝的睡眠，也不能让宝宝养成良好的吃奶习惯。而且如果母亲睡熟后，乳房有可能压住孩子的鼻孔，造成窒息意外。

2.最好保持坐姿喂奶。

3.延长喂奶间隔时间：一般说来，新生儿期的孩子，一夜喂2次奶就可以了。

9 怎样给生病的宝宝喂养母乳

宝宝生病后，尤其是住院后怎样坚持母乳喂养？

●我们的建议：

1.宝宝生病后，最好不要与妈妈分开，即使要住院也应当选择“母婴同室”的病房。只有妈妈与婴儿不分开，母乳喂养才容易坚持下去。

2.如果条件不容许，妈妈应坚持挤奶喂宝宝，以保证与宝宝分离期间的母乳喂养，及宝宝病愈后的母乳喂养。

●几种常见病的母乳喂养：

1.腹泻：婴儿患腹泻病时，不要中断母乳的喂养。如果宝宝有轻度的脱水，在二次喂奶期间喂一些糖盐水。如宝宝吐奶厉害而拒绝吃奶，可以停一到二次奶，但一定要把奶挤出来，以保证乳汁的分泌，待婴儿能饮水时，马上恢复母乳喂养。

2.上呼吸道感染：如果母乳喂养的婴儿患了上呼吸道感

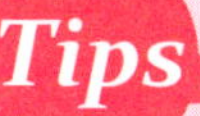

贴心提醒

宝宝生病，要坚持母乳喂养。如果有特殊情况，要及时咨询医生，按医嘱进行。

染，孩子一吃奶就会哭吵，这往往是由于鼻塞的缘故。处理鼻塞后，继续喂养母乳。

10 开奶晚的孩子怎样喂养母乳

早开奶是母乳喂养成功的关键，但这并不等于说晚开奶就不能够成功地进行母乳喂养。

在妊娠过程中，由于受胎盘激素的影响，乳腺和乳腺导管都已发育成熟，已经为泌乳做好了相应的准备。如果没有早吸吮，按自然规律也是可以分泌的。

●我们的建议：

1.有些宝宝由于某种原因，如母亲暂时生病、婴儿暂时生病等，在初生的头几天中没有在妈妈的怀中吃奶，经过短时间治疗后，妈妈和婴儿的状况都能接受母乳喂养时，要不失时机地开始母乳喂养。

2.刚出生的宝宝可能会拒绝哺乳，如果出现这种情况，不要放弃，把乳汁挤出来，等到他想吃的时候喂他——孩子在饿的时候吃得更好。

Tips

乳汁不够吃怎么办

如果因为开奶晚造成乳汁不够吃的现象，妈妈一定要做到：

1.树立坚持母乳喂养的自信心，不要轻言放弃母乳喂养。

2.混合喂养时，不要用奶瓶给宝宝喂代乳品，而用小勺来喂，这样可以避免乳头错觉。

3.混合喂养期选择奶粉时，尽量选择味道近似母乳的。

4.保证母亲的营养，多进食蛋白质丰富的汤水类食物，比如鸡汤、鲫鱼汤、排骨汤等。

3.由于有的宝宝已经使用过奶瓶及奶嘴，要重新学习吸吮妈妈的奶头，可能就有困难。可以在每次喂养之前，先挤一些奶出来，将孩子的小嘴接触到奶头，让他尝一下妈妈奶水的味道，宝宝对妈妈的奶水往往有一种特殊的响应：“这是妈妈的气味！”坚持这样做，不少宝宝可以开始母乳喂养。

11 怎样判断母乳是否充足

许多妈妈对自己的乳汁是否足够，缺乏判断力。母乳分泌充足与否，可通过宝宝几方面的生理状态来判断：

1.看宝宝的小便：纯母乳喂养的孩子每天小便在6次左右，尿液无色或淡黄色，尿量能将尿布浸透，这说明宝宝吃到了足够的母乳。

2.看宝宝的体重：每日或间隔几日为宝宝称一下体重，如果孩子的体重每星期增加在150克以上，说明宝宝吃到了足够的母乳。

3.看宝宝的精神状态：两次哺乳之间，婴儿感到很满足，表情快乐，眼睛很亮，反应灵敏；喂奶时伴随着婴儿的吸吮动作，可听见婴儿“咕噜咕噜”的吞咽声；哺乳前母亲感觉到乳房胀满，哺乳时有下乳感，哺乳后乳房变柔软。

12 怎样保持妈妈充沛的乳汁

产后泌乳除了是因为胎盘娩出而去除了抑制因子这一因素外，最关键的一点在于母亲乳头受到婴儿吸吮动作的刺激。婴儿吸吮乳头可以刺激乳汁大量分泌和喷射。因此，婴儿频繁吸吮，乳汁分泌也不断产生，不断增多，完全能满足婴儿的需要。

●我们的建议：

要使母亲始终保持有充沛的乳汁，必须注意以下几点：

1.早接触、早吸吮：在宝宝出生后的30分钟内，让宝宝吸吮母亲的乳头。

2.按需哺乳：分娩后，让宝宝按需哺乳，即宝宝饿了随时让他吃，不要硬性规定时间。母亲感觉乳房胀满或孩子睡眠时间超过3小时，就把宝宝叫醒予以喂奶。

Tips

贴心提醒

1.乳房的大小与乳汁分泌多少没有多大的关系。

2.存于乳房中的乳汁的多少，和真正的乳汁是否足够，也没有多大的关系。

3.掌握喂哺技巧：无论是躺着喂、坐着喂，母亲全身肌肉都要放松，体位要舒适，这样才有利于乳汁排出。宝宝的胸腹部要紧贴母亲的胸腹部，下颏紧贴母亲的乳房。母亲将拇指和四指分别放在乳房的上、下方，托起整个乳房（成锥形）。先将乳头触及婴儿的口唇，在婴儿口张大、舌向外伸展的一瞬间，将婴儿进一步贴近母亲的乳房，使其能张大嘴把乳头及乳晕的大部分吸入口内。

4.不用奶瓶，不喂糖水和牛奶：用奶瓶喂养与母亲哺乳时婴儿口腔内的运动情况是不同的。用奶瓶喂养时橡皮奶头较长，塞满了整个口腔，婴儿只需用上、下唇轻轻挤压橡皮奶头，不必动舌头，液体就会通过橡皮奶头较大的开口流入口内。而吸吮母亲乳头时，婴儿必须先伸出舌头，卷住乳头拉入自己的口腔内，使乳头和乳晕的大部分形成一个长乳头，然后用舌将长乳头顶向硬腭，用这种方法来挤压出积聚在乳晕下（乳窦中）的奶汁。所以，千万注意，不要用奶瓶及橡皮奶头给宝宝喂食。

Tips

贴心提醒

1.每次哺乳后能挤出多量的乳汁，对母亲是一种最好的精神安慰，可以显示自己的奶量是绰绰有余的，不必再因担心自己乳汁不足，而去添加牛奶等辅助食品。

2.注意调整乳母的膳食结构，可以运用民间催乳食疗方，如鲜鲫鱼熬汤、猪蹄炖花生米、酒酿鸡蛋花汤等。

3.药物催乳应在医生指导下运用。

正常新生儿出生时体内已储备了一定的水分和热量，初乳虽然量不是很多，但只要婴儿频繁地吸吮，还是完全能满足婴儿需要的。因此，不必担心初乳量太少会饿坏婴儿，更不要用奶瓶给孩子喂糖水或牛奶，因为这种做法恰恰会妨碍日后母乳喂养的顺利进行。

5.早期乳房排空：母亲在每次充分哺乳后应挤净乳房内的余奶。手工挤奶的方法为：在离乳头二横指（约3厘米）处挤压乳晕，并沿着乳头（从各个方向）依次挤净所有的乳窦，以排空乳房内的余奶，在产后最初几天起就要做此项工作。

乳房是个非常精细的供需器官，婴儿吸吮次数越多（需要越多），乳汁分泌也就越多，排空乳房动作类似于婴儿吸吮刺激，可使乳汁分泌增加。

13 妈妈的烦恼：产后乳汁不足

产后乳汁不足是指产后乳汁分泌不足，不能满足小婴儿生长发育的需要；产后缺乳是指产后乳汁分泌甚少乃至全无。

产妇乳少或缺乳，常有一些全身不适的表现，如乳房胀满、精神抑郁、胸闷纳差等，这是由于产妇的恼怒、忧郁、悲伤等情绪波动，使催乳素分泌减少，乳汁分泌受到抑制。

●母乳不足的原因：

1.是否经常哺乳，添加水或牛奶等。如果婴儿喝了配方奶、水或是果汁，就会减少吃母奶时的吸吮刺激，从而使母乳量不能跟上来。

2.妈妈和宝宝有否生病。

3.妈妈的乳头有否异常。

4.妈妈喂哺技巧掌握的熟练程度。

5.妈妈的饮食、休息和对哺乳的信心

●我们的建议：

1.促进乳量增多最有效的方法是增加对乳头的刺激。

2.新生儿在前2～4周，或是在恢复出生体重之前，每天至

Tips

民间的催乳食谱

母乳是宝宝最珍贵的营养食品，有的妈妈产后缺乳，一定非常着急，这里列举了一些民间常用的比较有效的催乳食谱，以供参考：

1.将章鱼150克洗净，切成鱼片；将猪蹄一只切成6～8块，与章鱼片一起放入锅中。加水淹没，用旺火炖至熟透。肉汤同吃，服5～7次可见明显效果。

2.将鲫鱼一尾去鳞、内脏，猪蹄一只切成6～8块，一起放入锅中，加水炖至熟透，肉汤同吃。

3.将鲜虾150克洗净去壳，猪蹄一只切成6～8块，放入砂锅内用清水旺火炖熟，加入黄酒，肉汤同吃，服5～7次见效。皮肤过敏者忌用此方。

4.取花生仁100克煮汤喝，每日1～2次，连服3～5日可见效。

5.木瓜一斤、米姜半两洗净，加入米醋50毫升，放入砂锅炖40分钟后即可食用。

6.取鸡爪10对，花生米100克。鸡爪剪去爪尖，洗净下锅，加水、黄酒、姜片。煮半小时后，放入花生米、精盐，用文火焖煮2个小时，淋入鸡油即可食用。

7.取猪蹄两只加当归25克，旺火煮开，文火炖至肉烂，肉汤同吃。

少要喂奶8～12次，要尽量避免喂奶瓶。

3.坚持按需哺乳和夜间哺乳。正确掌握喂哺技巧，做好乳房保健，合理营养和休息，不要给婴儿过早添加辅食。

4.乳量的多少，与产妇的营养有直接关系，产后应给高蛋白、高热量、高维生素饮食，多吃新鲜蔬菜水果，尤其应注意增加鸡汤、鱼汤、肉汤等高汤类饮食。

5.母乳不足时，为了保证宝宝生长发育的需要，需要添加牛、羊乳或其制品，添加量和方法应根据婴儿的需要量及母乳缺乏的程度。常在下午或傍晚母乳缺乏时，喂以牛、羊乳。也可在每次喂哺母乳后加喂一定量的牛、羊乳，这样喂哺母乳次数并未减少，仍能按时刺激乳房以利乳汁分泌。喂牛、羊乳时，不使用奶瓶而用小勺喂养，这样可以避免纠正乳头错觉。当母乳充足时，即应停止加喂牛、羊乳。

14 妈妈怎样处理乳胀

乳汁分泌充足指分泌量正好为宝宝所需量，授乳后还需榨出少许乳汁丢弃，这是最理想的状态。但有些妈妈不是乳汁分泌不足（少于宝宝所需的授乳量），就是分泌过多（宝宝喂饱后，还必须挤出200～300毫升的乳汁丢弃）。

●乳汁分泌过多，造成乳胀，怎么办？

1.产后尽早开始喂母奶。

2.夜间仍然持续喂母奶。

3.如果有特殊原因须将乳汁挤出喂婴儿时，尽量避免用奶瓶喂母奶，可用杯子或汤匙。

4.让婴儿张大嘴含住乳房而不是乳头，这样才能有效吸出母奶。

5.用各种不同的抱婴儿姿势如橄榄球式、摇篮式等让婴儿含乳房，以减少乳腺管阻塞。

6.喂完母奶后，如果觉得乳房还很胀，可以用手或吸奶器将乳汁挤出到感觉较舒服时即可，不要一直试着将乳汁完全排空，那只会在下一餐时分泌更多的乳汁，让你乳房更胀。

7.喂母奶前，适当热敷和按摩乳房，以利于乳汁流出。

●怎样手工挤奶?

1.挤奶前，将双手彻底洗净。

2.选择一个舒服的姿势，站着或坐着都可以。

3.将干净的容器紧靠乳房。

4.姆指放在乳头上方乳晕边，食指和中指放在乳头下方乳晕边。轻轻向胸口压下，然后再把姆指和手指往前挤出。两手在每个乳房上，不断重复旋转，压挤所有的乳腺。

5.当奶水自乳房流出量减少成滴状时，就要换至另一边的乳房。依照同样方法挤出奶水。

6.将挤出的奶放到洗净、晾干容器中密封，在容器外详细标示挤奶日期、时间。

●怎样用挤奶器挤奶?

1.挤奶器在使用前后都要彻底清洗，如果厂商有建议要消

Tips

贴心提醒

产后愈早开始喂母奶、夜间持续哺乳、依婴儿的需求喂母奶是避免胀奶的最好方法。

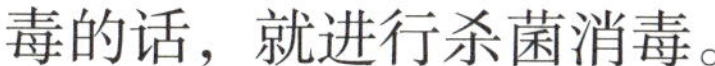

毒的话，就进行杀菌消毒。

2.以温水湿润吸乳罩和吸乳口（覆盖在乳房上），再将此罩覆盖在乳房上，让乳头在罩内的中间开口处，将身体稍微前倾，使乳房更容易紧贴吸乳罩。

3.来回推拉挤奶器的唧筒，使乳房里的奶水流出，同时，按摩乳房也可帮助奶水流出。

4.当奶水流量减少至滴状时，小心地松开接合处，用清洁的干布擦拭乳房，再以相同的步骤挤出另一边乳房的奶水。

5.挤出奶水之后，将奶水置于一个非常干净（最好消毒过）的容器内，并在容器上标示奶水收集的日期或时间。

6.挤奶器在使用之后，应依制造厂商的指示清洗，再收起。

15 妈妈感冒时的母乳喂养

妈妈患上感冒，还能喂奶吗？回答是肯定的。

妈妈患感冒时，早已通过接触把病原带给了孩子，即便是停止哺乳也可能会使孩子得病。相反，坚持哺乳，反而会使孩子从母乳中获得相应的抗病抗体，增强抵抗力。

Tips

新妈妈感冒了怎么办

1.妈妈感冒不重，可以多喝开水或服用板蓝根、感冒清热冲剂。如果病情较重，需要服用其他药物，应按医生处方，以防止某些药物进入母乳而影响宝宝。

2.妈妈感冒很重时，尽量减少面对面的接触，可以带口罩，以防呼出的病原体直接进入孩子的呼吸道。

Tips

贴心提醒

“双阳”妈妈生的小孩，要尽早（出生后2小时内）接种乙肝疫苗，使宝宝产生抗体，这样就可以放心地进行母乳喂养了。

16 妈妈澳抗阳性时的母乳喂养

妈妈澳抗阳性能不能哺乳，是许多人关心的问题。

1.单纯的澳抗阳性是不具有传染性的，自然也不存在会传染给孩子的问题，可以放心地进行母乳喂养。

2.如果妈妈澳抗阳性，E抗原也为阳性，这就具备了传染性，即使你不哺乳，在你密切接触孩子的过程中，你的病毒也可能会污染孩子的奶瓶、奶嘴、食物、衣物，还有小手，这些都会通过孩子的口进入体内。

17 妈妈慢性非感染性疾病时的母乳喂养

妈妈患以下慢性疾病时不宜母乳喂养：

1.严重心脏病。

2.精神病、智力低下、癫痫等无法照料婴儿甚至威胁婴儿安全。

3.严重肾功能不全。

18 妈妈慢性感染性疾病时的母乳喂养

妈妈患急、慢性感染性疾病，大部分情况下也可进行母乳喂养。

1.产褥感染：可进行母乳喂养。接触婴儿前，妈妈须洗净双手；治疗时，应选用对婴儿无危害的药物，如头孢菌素类和青霉素。

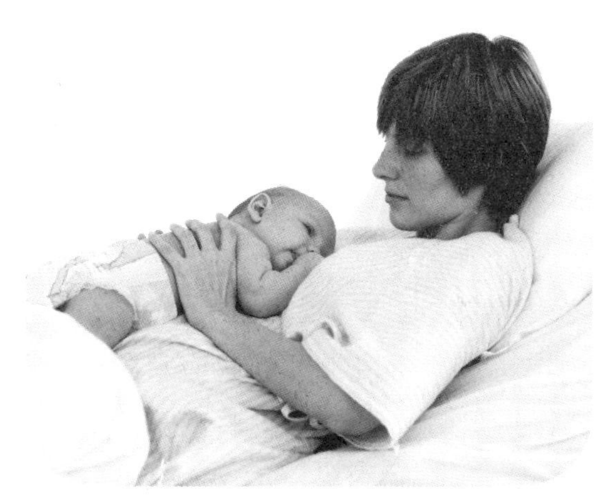

2.泌尿系感染：接受抗生素治疗的同时，可继续哺乳。

3.上呼吸道感染：细菌导致感染者可给予抗生素，12小时左右药物达到治疗水平，应允许母乳喂养。上呼吸道感染较重时，哺乳时可暂戴口罩。

4.肺结核：孕期感染活动性结核，应积极治疗，实行母乳喂养可因母子密切接触传染给婴儿。此时，母子在接受抗结核治疗或预防性用药的前提下，可实施母乳喂养。

5.梅毒、淋病：因在妈妈出现症状前，婴儿已经接触了病原体，继续母乳喂养还可使婴儿从乳汁中吸取抗体。

6.病毒性疾病：如风疹、水痘、麻疹、腮腺炎等，一旦得到诊断时，婴儿也已经被感染，因此不必母子隔离及终止母乳喂养。

7.获得性免疫缺陷综合征（AIDS）：为防止尚未被感染的婴儿出生后被感染，应不进行母乳喂养。

Tips

贴心提醒

妈妈患病服药时，最好根据医生嘱咐，选择是否母乳喂养。

19 妈妈服药时的母乳喂养

哺乳期间妈妈应禁服或慎服的药物如下：

1.对婴儿影响较大，应禁服的药物有氯霉素、抗癌药物、磺胺制剂、可卡因、抗凝血药、大剂量水杨酸盐、汞制剂、异烟肼、放射性药物等。

2.对婴儿有显著影响，应慎用的药物有类固醇激素、四环素、巴比妥、抗癫痫药、他巴唑、避孕药、洁霉素、呋喃坦丁、利血平、抗组胺药、水合氯醛、咖啡因等。

3.乳汁中浓度低，对婴儿影响不大的药物有胰岛素、肾上腺素、甲状腺素、安定、地高辛及一般抗生素。

●我们的建议

妈妈用药时，注意以下几点：

1.尽量不用药物治疗，必须使用时，应首先选用对婴儿影响最小的药物。

2.选用作用时间短的药，以减少药物的积累。

3.应在哺乳时或哺乳后马上服药，避开在血（乳）中药物浓度高峰时哺乳。

4.必须应用对婴儿有害的药物时，应暂时中断母乳喂养。

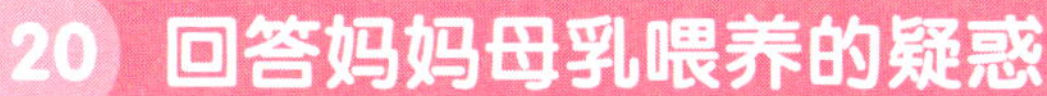

20 回答妈妈母乳喂养的疑惑

●初乳可不可以喂新生儿？

产后二三天乳房会分泌出少量稀薄、略带黄色的初乳，它比牛奶及往后的母乳都含有较多的蛋白质，是不应丢弃不喂的。

●母乳喂养新生儿的大便较软是否拉肚子呢？

新生儿在出生后10天左右，大便才会成形，且喂母乳的新生儿大便通常较稀，颜色为金黄色，且较无强烈的味道。

●乳头凹陷，怎么喂？

若产后才发现乳头短、婴儿不好含住，每次喂奶前以吸乳器吸出乳头再喂。或者，在喂奶的时候，先用食指和拇指在乳头旁将乳头提起，尽量将乳头及乳晕一起送入婴儿的口中，直到婴儿吸住乳头后再喂母乳时新生儿一直吸吮着乳头很紧，拔出时会痛怎么办？

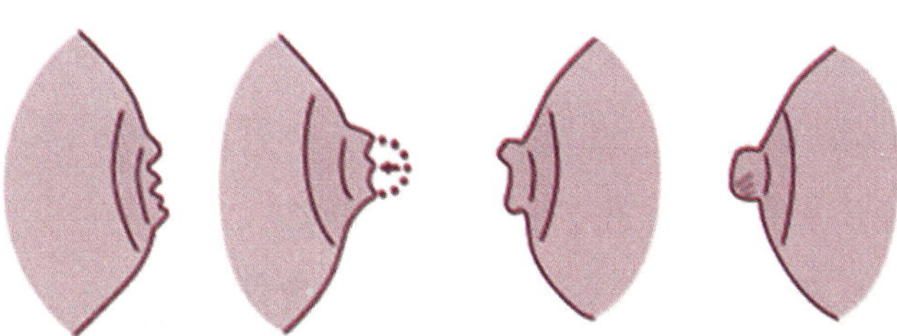

一旦新生儿进行吸吮母乳，其口腔内形成一真空的抽吸状态，因此在要将乳头抽出时，妈妈可先将自己小手指伸入新生儿口内，让空气进入其口腔，除去负压后再将乳头拔出。

●喂母乳要喂至婴儿多大时？

母乳可喂至6个月或9个月，当然，其间可逐渐添加一些副食品。

●母乳喂养的宝宝是否还需要喂水?

婴儿在哺乳过程中吃了大量的前奶，其可从中得到全部的水分。乳汁充足的妈妈，在正常情况下，尽可放心地喂养婴儿4~6个月。只有在炎热的夏天，婴儿出汗太多，发生腹泻或服磺胺药时才需另外喂水。

●母乳喂养的宝宝是否还需要添加果汁?

过早给婴儿添加果汁，非但无益，反而有弊。完全由母乳喂养的婴儿在4个月之前不需要加喂水果汁的。

●怎样喂养乳糖不耐症的婴儿?

有的婴儿由于先天性代谢缺陷，体内缺乏乳糖酶，不能消化人乳、牛奶中的乳糖，从而造成腹胀、腹痛、腹泻等症状。对乳糖不耐症婴儿，要及早停用一切乳类喂养，而改用不含奶的代乳粉喂养，以免出现更严重的情况。

●妈妈患乳腺炎时，怎样喂养母乳?

妈妈患乳腺炎时，仍可让孩子继续吃奶。每次喂奶时，应先吸患侧，再吸健侧。如果炎症很厉害，甚至发生脓肿时，可暂停哺乳。

●妈妈乳头破裂时，怎样喂养母乳?

乳头破裂常由婴儿吸吮不当所造成（即没有将乳头和大部分乳晕吸吮入口中）。

每次喂奶时可先喂没有破裂的乳房，后喂破裂的。也可将乳汁挤在消毒奶瓶中，再喂婴儿。每次哺乳前要做乳房按摩，用温开水清洗乳房，授乳后可挤出一滴乳汁涂在破裂乳头的表面，或用熟的植物油涂抹，即可使破裂乳头很快愈合。

Part 6 无奈的选择：人工喂养

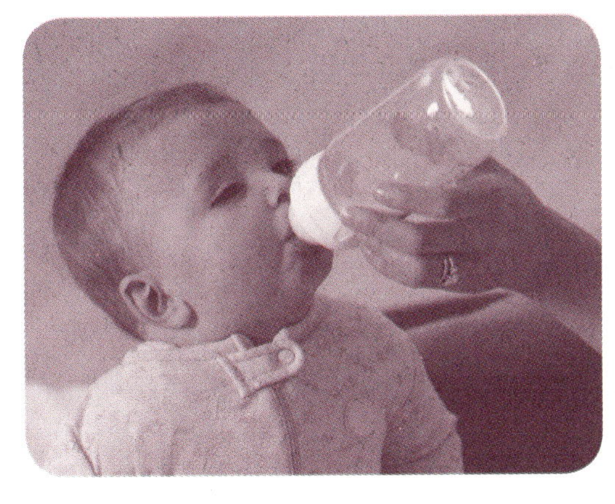

为什么你眼里有了眼泪，我的孩子？我想用我温暖的乳房给你活力，为你延续你在我身体里的传说：在那个地方，你吻着我的肌肤，而我则紧紧地拥着你。

看着你流泛的两眼，我无奈，不能用自己的乳汁喂养你！当妈妈还是一个少女的时候，就已经幻想着用自己的乳汁伴你成长，做你快乐、安全的港湾。原谅妈妈，孩子，我只能将我温柔的爱、甜蜜的吻、微笑的梦化在配制的奶水中，为你祈祷——愿你表情丰富而生动：微笑、沉思、皱眉、撇嘴……

我真想走进你的梦中，用我的乳汁喂养你！

1 怎样选择母乳代用品

母乳无疑是多数婴儿的首选食品。当母亲不能或不适宜哺喂婴儿时，应如何为婴儿选择代乳品呢？这是母亲非常关心的问题。

●配方奶(粉)：

即宝宝配方乳粉，就是即通常称的人乳化乳粉。应该说，配方奶是优于普通牛奶的人乳替代食品。

配方奶大多用牛奶为基础原料，对牛奶营养成分中不适宜的部分，如过多的酪蛋白、脂肪和钠盐等进行改良、调整加工，同时对牛奶中某些不足的营养素进行强化，使之更适于婴儿的消化吸收。因此，配方奶是母乳的最佳替代食品。

市场上有各种针对婴儿不同年龄设计配方乳粉，家长可选择适合自己孩子年龄段的产品：

Tips

人工喂养的注意事项

妈妈确实没奶或妈妈有严重疾病，不能给婴儿喂奶；或婴儿患有苯丙酮尿症、半乳糖血症等遗传代谢病，不适于母乳喂养，这种情况下只能给宝宝喂牛奶、羊奶、奶粉或代乳品。

1.新生儿不宜喂鲜牛奶，最好选择质量有保证的婴儿配方奶粉。如必需给新生儿喂鲜牛奶时，应加以稀释并加糖才可食用。

2.人工喂养的婴儿，从满月起，就要添加辅助食品，如菜水、果汁，以补充维生素C。而母乳喂养的婴儿，在4个月以内用不着添加其他食物。

3.人工喂养的正常婴儿，满月后要喂鱼肝油，以补充维生素A、维生素D。

1.以牛乳为基础的配方奶粉，适用于一般婴儿。

2.一些特殊生理状况的婴儿，需要食用经过特别加工处理的特殊配方婴儿奶粉：

(1)不含乳糖的婴儿配方奶粉：适用于对乳糖无法耐受的婴儿。

(2)部分水解奶粉：适用于较轻度的腹泻或过敏的婴儿。

(3)完全水解奶粉：适用于严重的腹泻、过敏或短肠症候群的婴儿。

(4)元素配方奶粉：适用于最严重的慢性腹泻、过敏或短肠症候群的婴儿。

家长应用配方乳粉时，要注意阅读产品说明书。

●鲜牛乳：

即鲜牛奶。牛乳中蛋白质含量比人乳高，但不易消化；牛奶中的脂肪球大，又不含脂肪酶，较难消化；乳糖含量低于人乳，故需加5%～8%糖后喂哺宝宝。

鲜牛乳喂哺时，需煮沸消毒。给新生儿的牛奶宜加温开水稀释后在喂食，宝宝满月后可不再稀释。

一般建议，最好不给新生儿吃鲜牛乳，宜选择配方奶。

●全脂奶粉：

全脂奶粉为鲜牛乳加热浓缩、喷雾、干燥而成。使用时按重量1：8（1克奶粉加8毫升水）或按容积1：4（1汤匙奶粉加4汤匙水），加温开水调成乳汁。按此比例冲调好的奶粉，脂肪和蛋白质的含量相似于鲜牛奶，而糖类物质则高于鲜牛奶，所以不必再加糖。

即使是按照比例冲调好的全脂奶粉，维生素含量也低于鲜牛奶。因此，有条件的地方最好给婴儿食用鲜牛奶。

●脱脂或半脱脂乳粉：

将牛乳中几乎全部或一半的脂肪脱去的乳制品。仅供消化力弱或腹泻宝宝短期内使用，不可长期作为婴儿主食。

●豆奶：

豆奶是以大豆为主要原料制成的。

豆奶含有丰富的营养成分，是一种较好的营养食品。但豆奶所含的蛋白质主要是植物蛋白，因此，用于喂养婴儿，还是以牛奶为好。如因某种原因，一时无牛奶，必须以豆奶喂养时，需注意适时给宝宝添加鱼肝油、蛋黄、鲜果汁、菜水等食品，以满足婴儿对各种营养物质的需要。

●羊奶：

羊奶所含蛋白质、脂肪都高于牛奶，其中乳清蛋白含量接近人乳，易于婴儿消化吸收。

羊奶唯一的缺点是维生素B_{12}、叶酸含量低，长期作为婴儿主食，会引起大细胞性贫血。因此若以羊奶作为人乳代用品，需注意给婴儿补充维生素B_{12}和叶酸，以预防贫血的发生。

Tips

不宜给婴儿吃的代乳品

1.市场上有的婴儿食品是不宜选用的，如乳儿糕（奶糕）是一种米粉和面粉制品，所含营养主要是淀粉，而蛋白质含量低，若给婴儿作主食，会造成婴儿营养缺乏症。

2.麦乳精、甜炼乳最不宜给婴儿食用。

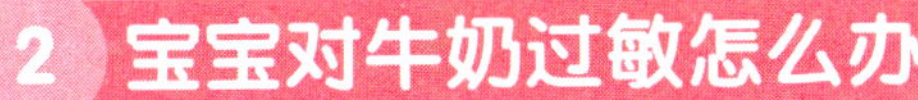

2 宝宝对牛奶过敏怎么办

对缺少母乳的婴儿，宝宝配方乳粉、牛奶是最好的代乳食品，也是目前最常用和使用较广的食品。

但是有些婴儿吃牛奶后，发生呕吐、腹泻、出现荨麻疹，甚至哮喘等现象，停服牛奶后，以上现象就消失了，再服牛奶，又重新出现以上现象。这是因为婴儿对牛奶的过敏反应，即牛奶蛋白过敏症。

●我们的建议：

如果婴儿确实对牛奶过敏，就不宜再使用牛奶哺喂，而改以其他代乳食品如宝宝配方乳粉、羊奶等来喂养婴儿。

3 怎样避免人工喂养中发生的污染

人工喂养如果不当，很容易造成污染，使宝宝患病。尤其是在孩子4个月以前，必须坚持消毒所有的喂养器具。

Tips

对牛奶过敏怎么喂养

1.有的婴儿对牛奶的过敏反应较轻，少量饮用时，不出现过敏现象。遇到过敏时，可试着停服牛奶2～4周，然后开始喂以少量牛奶。先喂10毫升，如未出现过敏现象，每隔几天增加5毫升，逐渐增加，找出不发生过敏反应的适用量，不足的量再以其他代乳食品补充。

2.有的婴儿，月龄渐大后，对牛奶不再有过敏反应了。一般在停用牛奶数月后，当小儿8～10个月时，可再从少量开始，试着用牛奶喂养。如未发生任何过敏现象，再逐渐增加奶量。

那么，怎样避免人工喂养中发生的污染呢？

●消毒工具准备：

1.消毒用锅：最好是专用煮锅。

2.洗奶瓶刷：1支。

3.钳子：夹奶瓶、奶嘴用。

4.奶瓶及奶盖、奶嘴及螺纹环盖等。

●消毒步骤：

1.用肥皂清洗双手。

2.在干净的消毒锅中加入八分满的水，准备加热。

3.玻璃奶瓶于冷水时放入锅内至煮沸，再将奶嘴、奶盖、奶圈、钳子放入再煮5～10分钟。

4.塑料奶瓶于沸水中和奶嘴、奶盖、奶圈、钳子一起煮5～10分钟。

5.用钳子将奶瓶夹出，将水分滴干。再用钳子将奶嘴套入奶圈，栓于奶瓶上，然后盖上奶盖。

6.同法处理其他奶瓶，将消毒好的奶瓶放置于一干净的地方，以备使用。

●我们的建议：

1.泡奶或冲奶时，每次要使用消毒过的奶瓶。

2.婴儿所用的奶瓶、奶头、汤匙、碗等及时清洗干净，然后放入锅内煮沸10分钟以上备用。

3.奶瓶内表面要用瓶刷刷洗；奶头里面最好用食盐磨擦，蹭去乳汁的痕迹。

4.奶瓶消毒应该从新生儿出生持续到4～6个月大。

5.煮沸奶瓶时间勿过久，以免玻璃奶瓶破裂，塑料奶瓶变形。

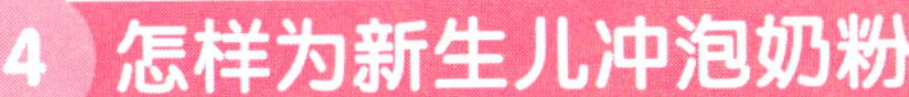

4 怎样为新生儿冲泡奶粉

在罐头或包装袋子上会给出如何准备婴儿配方食品的方法，你应该尽可能按照这些方法来配制。

●工具准备：

1.消毒过的奶瓶。

2.婴儿奶粉。

3.温开水。

4.筷子或刀子。

●冲调步骤：

要严格参照奶罐上的冲调说明，因为各种品牌的奶粉匙大小不同，加水量也不同，应事先看清楚。

1.泡奶前，先洗净双手。

2.用量杯量出需要量的温开水，开水温度最好在40℃～50℃，加入消毒过的奶瓶。不要在煮沸以前量，因为水会在煮沸过程中蒸发掉，使得调制的奶水太稠。

3.加入正确数量平匙的奶粉，掏起的奶粉需松松的，不可紧压，用消毒后的筷子或刀子刮平，对准奶瓶将奶粉倒入奶瓶。不要让奶粉在匙中堆起，也不要把奶粉压得很紧。

4.套上奶嘴，轻轻摇匀。

5.冲调好的奶粉，应该在将奶瓶倒置时，刚开始1～2秒细细的直线流下，而后一滴接着一滴流下。

6.将用过的奶瓶立即用清水、刷子清洗干净，奶嘴、奶圈拆开，置一清洁处，以便与其他奶瓶一起消毒。

Tips

贴心提醒

1.不要用微波炉加热奶水，以免破坏营养。

2.滚烫的开水容易让奶粉结成凝块，可能造成婴儿消化不良。

3.袋装的代乳品，吃时应该用热水加温。

4.需要时现配，不要事先配好；配制好的婴儿配方食品储存在冰箱里，绝不能超过24小时。如果吃不完，或者加热后宝宝不吃，就把它倒掉不要再用了。重新加热的食品常常是传染的来源。

●我们的建议：

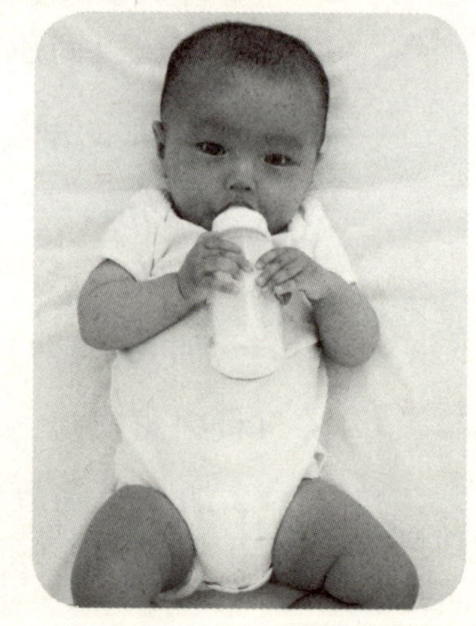

1.在制备牛奶或冲调奶粉时，必须用清水及肥皂将手洗干净，然后再开始操作。

2.选用自己信赖的奶粉品牌，不要随便更换。

3.要阅读食用说明，不同牌子的奶粉会有不同的冲泡剂量与方法，不要混用量勺。

4.不要靠比指定量多加奶粉来增加“营养”，这样你的宝宝会得到太多的蛋白质和脂肪而没有足够的水。如果你为了让婴儿配方食品更解渴而少加奶粉，宝宝又会面临营养不足的危险。

5.罐装奶粉打开后最好放入冰箱保存，避免变质。

6.将奶汁滴于手腕内侧，若温度适中即可哺喂。调制好的奶汁，若不立即食用，应放入冰箱，并于24小时内使用。

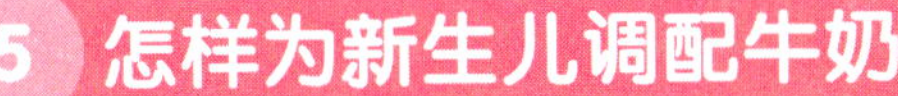

5 怎样为新生儿调配牛奶

鲜牛奶是一种良好的营养品，但对新生儿来说并不十分适宜。如必需给新生儿喂鲜牛奶时，应加以稀释并加糖才可食用。

牛奶中的乳糖含量低于母乳，所以用牛奶喂养婴儿时，需加适量蔗糖，以保证充足的热能和与人奶相当的甜度。有人觉得用葡萄糖比蔗糖好，似乎葡萄糖是一种营养品。其实，葡萄糖除了甜度比蔗糖低而价格贵一些外，对喂养婴儿并无特殊意义。

●牛奶调配

1.确定牛奶量和添加的糖量：婴儿一般按每千克体重计算牛奶量。婴儿每天每千克体重需要吃牛奶100～120毫升，同时加5%～8%的糖，即5～9.6克的糖。

2.稀释：在牛奶中加水或米汤，降低酪蛋白浓度。1周内的新生儿给鲜牛奶2份加水1份，即2：1的牛奶。1周后，逐渐增加至3：1到4：1。新生儿满月时，可吃全奶。

例如，对体重3千克1周内的新生儿,每天牛奶中的加水总量=每天总奶量÷2=（300～360）÷2=（150～180）毫升。

如分成10次喂养，则每次加水量为（150～180）÷10=（15～18）毫升。于是，每次奶水量为：每次喂奶量+每次加水量=（30～36）毫升+（15～18）毫升=（45～54）毫升。

3.加热：改变酪蛋白性质，凝块变小，使之容易消化；另外煮沸还能起消毒作用。为了给牛奶消毒，常将牛奶煮沸，但牛奶到底煮多长时间为好呢？有人认为煮得时间越长越能将牛奶彻底消毒，其实不然，因为牛奶中含有丰富的蛋白质，当牛奶加热到60℃左右时，这些蛋白质就发生变化而失去营养作用。最科学的方法是将牛奶加热到65℃～68℃，约30分钟；如温度不好控制，就将牛奶煮沸2分钟。千万不能长时间的煮沸而破坏了牛奶中的营养成分。

●我们的建议：

1.牛奶的浓度完全取决于宝宝对牛奶的适应能力和对牛奶的消化能力。浓度过大，容易导致婴儿消化功能紊乱，甚至影响孩子的肾脏功能。浓度过低，又会影响孩子的生长发育。什么时候该增加牛奶的浓度，妈妈不要太机械。

2.胃口好的宝宝可以早一些增加浓度，胃口差的宝宝要慢慢地增加为好。

3.每日婴儿需水量较成人为多，因此在2次喂奶中间应酌情喂水。天气炎热时可适当增加。

4.对新生儿，牛奶中要添加的白糖量为5%，最高可达8%。随婴儿月龄的增长和辅食的添加，牛奶中的糖量可逐渐减少，而由辅食来补充身体所需的糖。

Tips

贴心提醒

1.要确信宝宝对牛奶不过敏时，才使用牛奶。

2.足月新生儿，生后4～6小时开始试喂一些糖水，到8～12小时开始喂牛奶。

3.婴儿每日需奶量差异很大，应灵活掌握，以喂饱为度。妈妈应该在学习喂养的过程中，摸索出宝宝吃奶的规律。

4.炼乳是一种浓缩奶，浓度为鲜牛奶的3倍，不适于喂养婴儿。

5.米糊不能作为代乳品来喂养婴儿。

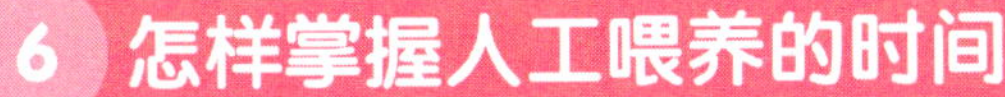

6 怎样掌握人工喂养的时间

给宝宝喂奶的时间不应掌握太死板，应根据具体情况而定。喂哺要规律，量不宜过多也不能太少。

7 怎样用奶瓶给宝宝喂奶

用奶瓶给宝宝喂食时，无论是婴儿配方食品还是挤出来的乳汁，都应该像你给宝宝喂乳一样有耐心和充满爱心。不要催促他。如果他愿意，让他有时间休息一小会儿，并让他决定什么时候吃饱了。喂食时，抱紧他（特别是贴着你裸露的肌肤），对他说话并用眼睛看着他。在你丈夫给宝宝喂食时，鼓励他也照这样做。

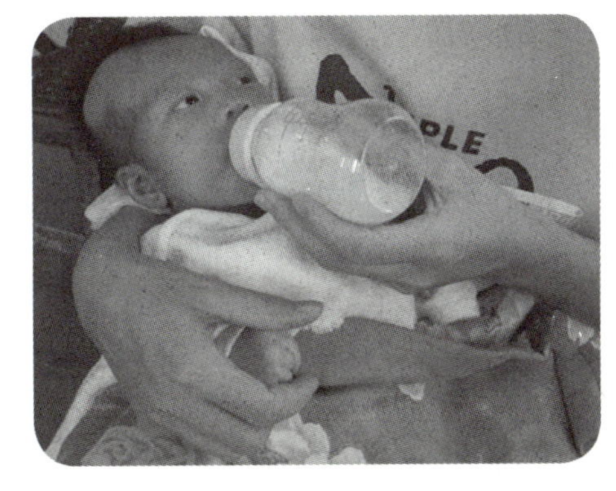

●喂奶步骤：

1.准备工作：给宝宝喂食时，要以一定的角度抱着他，头稍微抬高，使他更容易吞咽。在出生10天之内，可能需要轻柔地触动他靠近你一侧的面颊来引起他的觅食反射。当你轻轻地把奶头插入他的口中时，小心不要把它插得太深。你可以配制一组食品，把它们放在冰箱里，需要时拿出来用，但贮存时间不应超过24小时。

2.喂食：找一个安静、舒适的地方，抱着宝宝坐下。把他的头放在你的肘弯，用你的前臂托起他的背部，稳稳地抱着他的屁股。不要让他躺下，让他半坐着，这样他可以安全地呼吸和吞咽，而不至于有窒息的危险。当他开始吸吮时，倾斜奶瓶，使奶头充满乳汁，不能有空气。

3.取出奶头：宝宝一般都喜欢吸吮，甚至在奶瓶吸空时也是如此。如果你不想他再吸，就轻轻地把你的小指滑入他的牙床之间。

4.入睡：如果宝宝在喂食时入睡，就有可能吸入空气而使他感到胀满。如果宝宝胃里有气，让他打嗝的最好方法是把他抱起来靠着你的肩部，并轻轻地拍打他的背。要用一条清洁的毛巾保护你的衣服，因为他可能流口水或呕出一点乳汁。

●我们的建议：

1.喂牛奶，每日小儿所需牛奶、蔗糖及应加入水量，加热，直至煮沸。

2.奶的温度要适中。注意奶具的清洗消毒。

3.喂哺时间一般10～20分钟喂完，如果吃得太快或太慢，均应检查奶头孔的大小是否适合。太大需换奶头，太小了应予扩大。孔大小应以乳液能自由滴出而不流出为最合适。

8 怎样评估宝宝吃得够不够

建议妈妈采用以下步骤摸索经验，以评估宝宝吃得够不够：

步骤1：母亲先冲泡正常的奶量给宝宝喝，如果宝宝吃完了没有哭闹，也可挨到3～4小时再吃下一餐，则表示宝宝吃饱

Tips

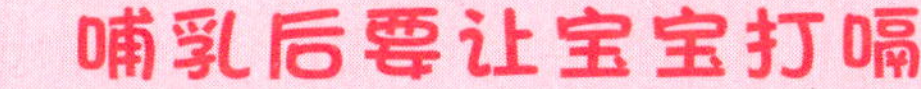

1.打嗝可以排出喂食时或喂食前哭啼时吞进去的气体，这样可以防止宝宝感到不适。

2.宝宝打嗝时，你要放松，慢慢地、轻轻地抱起他，以安祥和使人放心的方式抚摸着。

3.宝宝吃饱后要拍打让他打嗝，但不要用太大的力拍打宝宝，如果做得太急，会造成食物的呕出。

了。如果宝宝喝完不到3小时就哭闹，好像又饿了，请看下一个步骤。

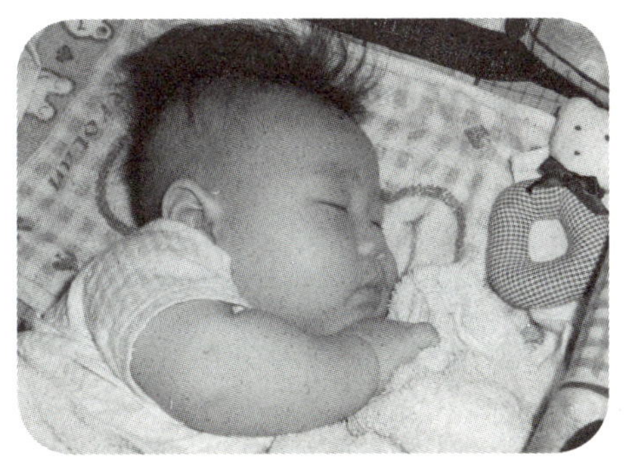

步骤2：如果这种哭闹不是每餐都出现，一天出现一、两次，则应为口欲未满足而不是不够吃的问题，此时只要给宝宝安抚奶嘴或喝点开水、葡萄糖水即可。如果这种哭闹每餐都出现，而且持续1天以上，请看下一个步骤。

步骤3：每餐增加一点喂奶量（仍在正常奶量之内），如果宝宝情况有改善，表示宝宝真的需要多一点的奶。但若宝宝需求的量已超过标准奶量，请看下一个步骤。

步骤4：仍以正常的量喂奶，并维持3～4个小时的间隔时间，但在两餐间喂给10～20毫升的葡萄糖水，既可将总奶量控

Tips 通过量体重判断宝宝是否吃饱

1.另一个评估宝宝吃得够不够的依据为量体重。正常婴儿平均1周增加140～280克，过与不及都不是好现象。

2.固定每星期帮宝宝量体重，就可确切知道宝贝到底有没有吃饱。

制在正常范围，又不至让宝宝有挨饿的感觉。牛奶喝得太多，会造成胃胀，甚至导致肥胖。

9 小问题，大学问：回答妈妈

●新生儿能喂米汤吗?

米汤的主要成分是碳水化合物，一般100毫升米汤中含有10克左右的糖。如果用米汤喂养新生儿，仅满足了新生儿能量的需要，而其他方面的营养如蛋白质、脂肪供给不足，这将影响新生儿的正常生长、发育，最终导致营养不良等疾病。因此，不可用米汤喂新生儿。

●能用麦乳精喂新生儿吗?

麦乳精是由乳粉、炼乳、蛋粉、麦精为主要原料加入一定量的砂糖、奶油、可可粉、柠檬酸、维生素等，经一系列复杂工艺精制而成的。麦乳精虽然含有多种营养成分，但作为母乳代用品，是不利于新生儿生长发育的，最终将导致宝宝营养缺乏。所以，不可用麦乳精喂新生儿。

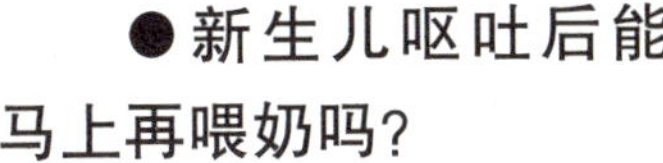

●新生儿呕吐后能马上再喂奶吗?

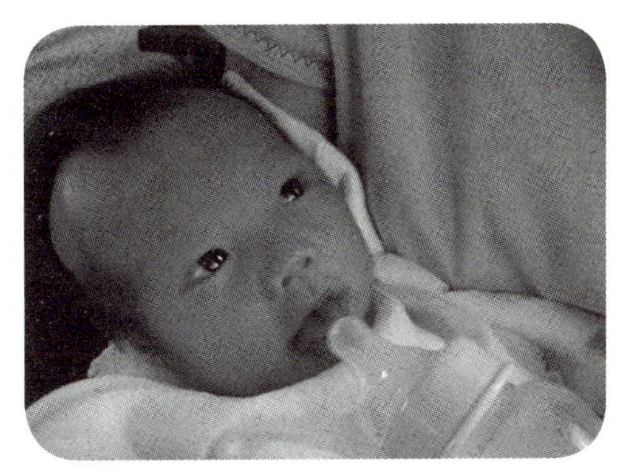

新生儿刚吃过奶后，不一会儿就似乎全吐出来了，这时有些家长可能怕新生儿受饿，马上就再喂。遇到这种情况时，要根据新生儿当时的状况而定，有些新生儿吐奶后一切正常，也很活泼，则可以试喂，如新生儿愿吃，那就让新生儿吃好。而有些新生儿在吐奶后胃部不舒服，这时如马上再喂奶，新生儿可能不愿吃，这时最好不要勉强，应让新生儿胃部充分休息一下。

一般情况下，吐出的奶远远少于吃进的奶，所以，家长不必担心，只要新生儿生长发育不受影响，偶尔吐一次奶，也无关紧要。当然，如每次吃奶后必吐，那么就要作进一步检查，以排除疾病而致的吐奶。

●新生儿为何不能吃盐?

新生儿的肾脏还没有能力将吃进去的盐排泄掉，以致钠盐潴留在组织之内，结果会引起局部水肿。因此，新生儿饮食中不能加盐。吃牛奶的婴儿，大便多数比较干燥，可以多喂些温开水，但水里也不可加盐，可加些糖。

●宝宝吸吮手指好吗?

婴儿时期吸吮手指，证明婴儿已经有了自我意识的萌芽，是婴儿在根据自己的意志活动手指。做妈妈的不必担心这是个坏习惯。一般过了婴儿反射期，大脑发育到程度，这种习惯自然而然就消失了，不过可要注意经常给宝宝洗手。

●牛奶越浓越好吗?

所谓过浓牛奶，是指多加奶粉少加水，或者是唯恐鲜牛奶太淡，在其中加入奶粉，浓度超出正常的比例标准。其实，牛奶的浓度应与小儿年龄成正比，其浓度要按月龄逐渐递增。过浓，牛奶中营养成分浓度升高，超过了婴幼儿的胃肠道消化吸收限度，不但消化不了，还可能损伤消化器官，于是就会出现腹泻、便秘、食欲不振甚至拒食。所以喂养婴幼儿应视奶粉（或牛奶）质量、孩子的年龄来决定加水多少。

●牛奶中加糖越多越好吗?

牛奶加糖的目的，是增加碳水化合物所供给的热量，但加糖必须定量，一般每100毫升牛奶加蔗糖5～8克，过多加糖对婴儿的生长发育有弊无利。

●炼乳是否可以替代代乳品?

把炼乳作为有营养价值的代乳品用来喂养婴儿是不科学的。炼乳中蛋白质和脂肪的浓度比鲜牛奶减少了一半，不能满足婴儿生长发育的需要。如果在炼乳中少加水，使蛋白质和脂肪的浓度接近牛奶水平，但糖的含量就会偏高，用这样的甜炼乳喂养婴儿又常常会引起孩子腹泻。因此，不宜用炼乳喂养婴儿。

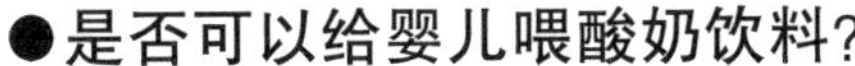

●**是否可以给婴儿喂酸奶饮料?**

酸奶是一种有助于消化的保健饮料，但不能随意用来喂养婴儿。因为，酸奶中的乳酸菌虽能抑制和消灭很多病原菌，但同时亦破坏了对人体有益的正常菌群的生长条件，还会影响正常的消化功能，尤其是患胃肠炎的婴幼儿及早产儿，如果给他们喝过多的酸奶，可能会引起呕吐和坏疽性肠炎。

●**可以给新生儿喂高浓度糖水吗?**

给新生儿喂高浓度糖的乳和水，易患腹泻、消化不良、食欲不振，以至发生营养不良。所以，不宜用高浓度糖水喂新生儿。

●**可以给新生儿喂蜂蜜水吗?**

原则上，新生儿不宜使用蜂蜜水，因为蜜蜂采的蜜来源不同种类的花，新生儿食用蜂蜜水可能带来过敏。最好在医生指导下服用蜂蜜水。

Part 7 妈妈腰也酸了，肩膀也疼了

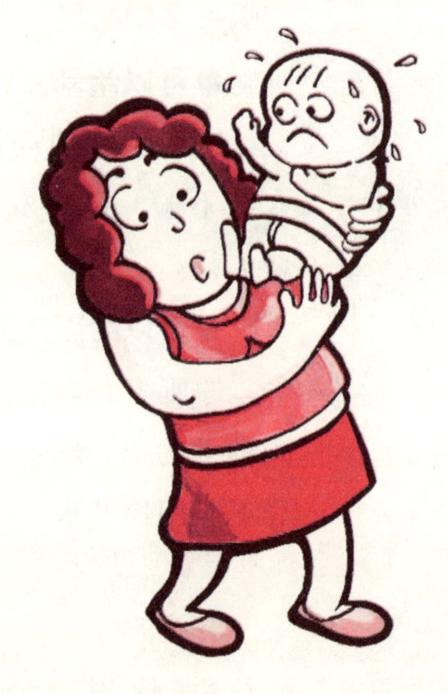

有时候他睡着了，在旁边看着，看着看着，就忍不住要亲他一下，抱抱他。很快就知道厉害了。小家伙醒着的时候越来越多，眼睛乌溜溜的，只要在怀里，怎么折腾都行，渐渐他闭上眼睛，似乎睡着了，一副乖宝宝模样，等你轻手轻脚、小心翼翼、战战兢兢地要把他放下，可是刚一贴床，他就把眼睛睁开了。赶快抱吧，不然就呜呜哇哇地哭起来了。一早，大家正睡得香，他可先醒了，“哇”的一声，就是军号令呢。于是，做妈妈的，腰也酸了，肩膀也疼了，做爸爸的也不轻松。

“你就当他是唱歌呢。”外婆这么说。

让他唱吧，看他能唱多久。结果他没唱多久，就有人忍不住了，一伸手把他捞了起来。失败。自我安慰吧，说书上说了，常抱着的孩子，体形优美。左看右看，怎么看他都不像一个帅哥。体形优美，长大了也好骗个小媳妇儿。

自己终于做不了任何事了。因为除了抱他之外，他一会儿尿了，一会儿大便了，一会儿要吃奶了，鼻子又塞了……有时候烦起来，说："把他扔掉算了。"可是，恼过了，看着他伸胳膊踢腿的，做出种种表情来。突然，他笑了，直笑得你的心也醉了。

哎，就是拿全世界来换，也不愿意呀。而实在的，他就是你的整个世界，使你甘心情愿，把自己完完全全给了他。

看到这里，你的腰还酸吗？你的肩膀还疼吗？

1 小宝贝，妈妈抱抱

新生儿看上去非常脆弱，最初，许多父母在抱起他们的孩子时，都感到很紧张，因为在感觉上他是如此易碎。然而，事实上小孩的身体是富有弹性的，你结结实实地把他抱住，不需要害怕。

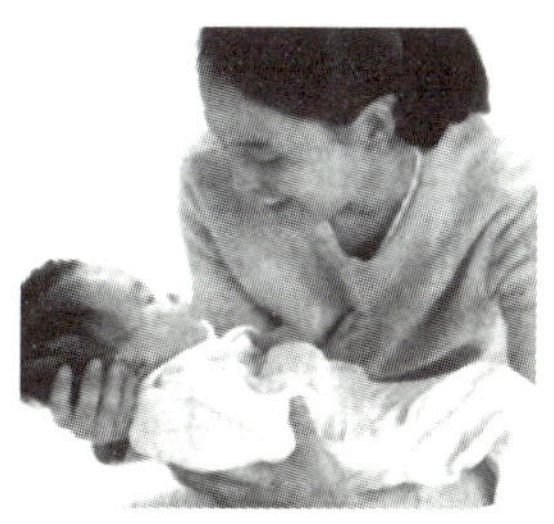

●新生儿的抱法：

方法一：将宝宝的头部直接托起，放在肘窝处，手掌托住宝宝的外侧小屁股，另一只手掌托起内侧小屁股，将宝宝抱起即可，这种方法妈妈最为常用。

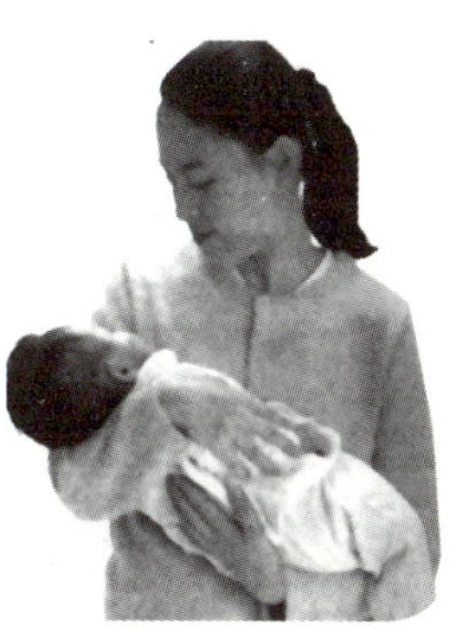

方法二：妈妈用一只手掌托住宝宝的头部，另一只手掌托起宝宝的小腿部。将宝宝的小屁股放于妈妈的双腿

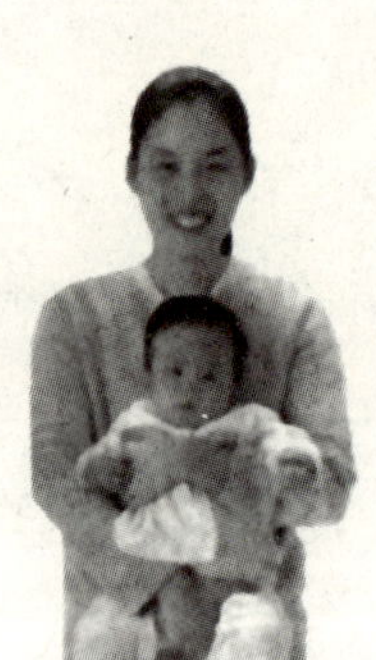
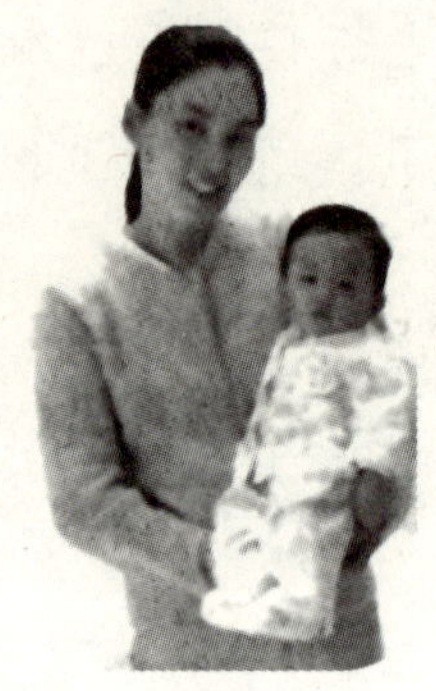
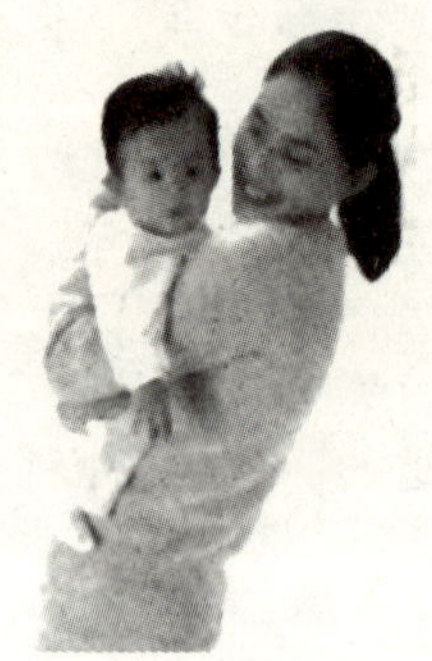
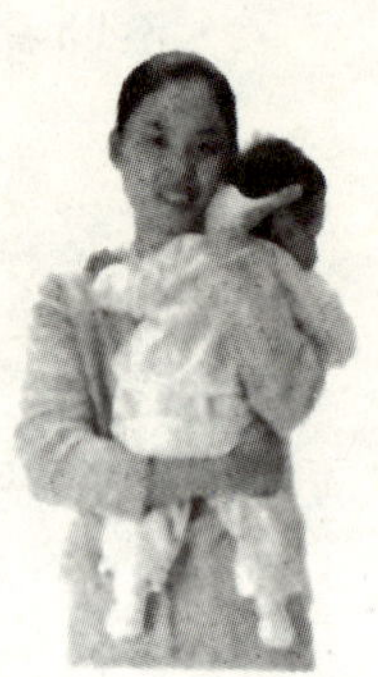

上，使他与妈妈面对面，上部身体与妈妈的腿部成一定角度，但不要太直立。

方法三：轻轻地将婴儿的头放在左胳膊弯中，左小臂护住婴儿的头部，左腕和左手护背部和腰部；右小臂护婴儿的腿部，右手护婴儿的屁股和腰部。

方法四：这种抱法用于洗头时。用一手掌托起宝宝的头部，另一只手掌托起宝宝的双腿；将宝宝夹在妈妈的腋下，托住头部的这只手的肘部，可夹住宝宝的小屁股（借助髋关节的力量），另一只手为宝宝洗头或做其他护理。

●其他抱法

○抱起俯卧的宝宝：

1.先将一只手轻轻地放在宝宝的胸部下方，用前臂支住他的下巴，再把另一只手放在他的臀下。

2.慢慢地抬高宝宝，让宝宝的面转向你，靠近你的身体；那一只支撑他头部的手向前滑动，直到他的头舒适地躺在你肘弯上；另一只手则放在他的臀下和腿部。这样，他好像躺在摇篮里一样，感到安全。

○抱起侧卧的宝宝：

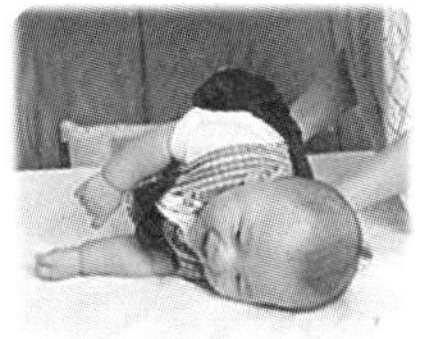
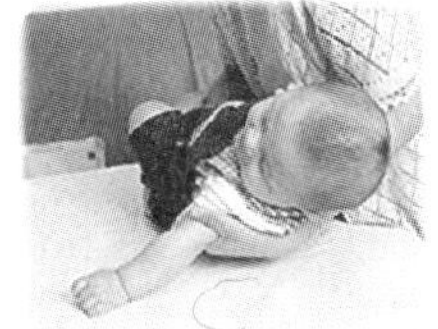
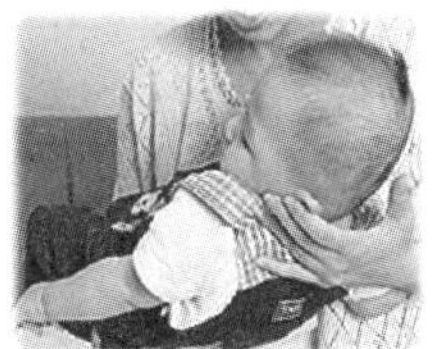
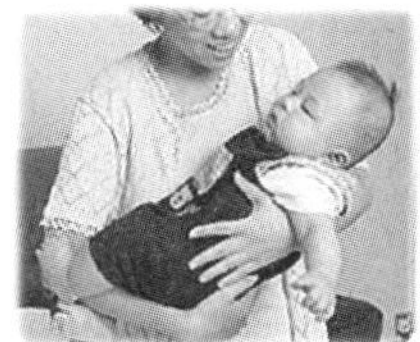

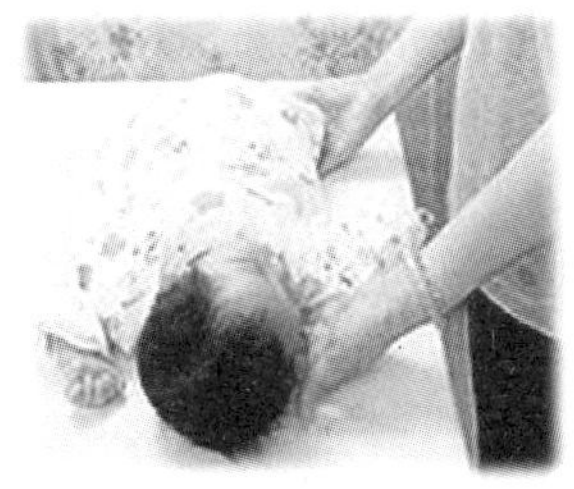
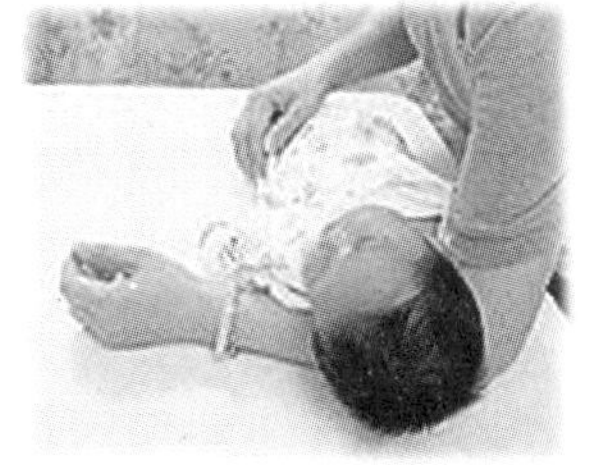
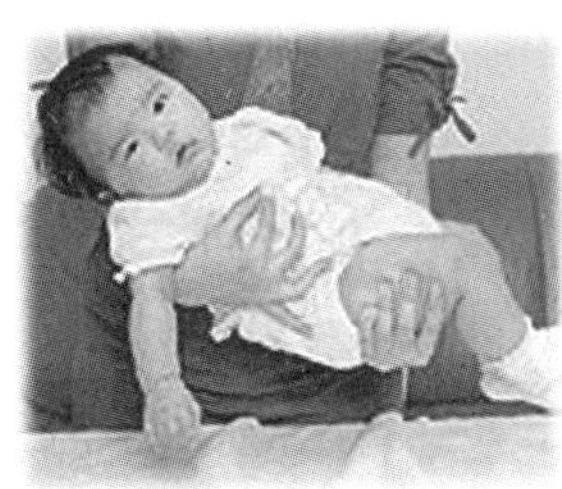

1.将一只手轻轻地放在宝宝的头颈下方，另一只手放在臀下。

2.将宝宝挽进你的手中，慢慢地、轻轻地抬高宝宝。

3.将宝宝靠着你的身抱住，然后将你的前臂轻轻地滑向宝宝的头下方，让宝宝的头安全地靠在你的肘部。

○抱起仰卧的宝宝：

1.把你的一只手轻轻地放在宝宝的头、颈下方。

2.另一只手从对侧，轻轻地放在宝宝的下背部和臀部下方。

3.轻轻地、慢慢地将宝宝抱起来，这样宝宝的身体才有依靠，头才不会往后仰。

4.将宝宝的头小心的转到你的肘弯或肩膀上，让宝宝的头有依附。

○经常抱孩子的好处有如下几点：

1.旧的传统观念认为新生儿不能抱，抱了易形成抱癖，这种想法是不正确的。现在的观点是新生儿应该抱。

2.经常抱着的孩子体型会变得优美，整日躺着的婴儿，不

Tips

贴心提醒

1.哄宝宝睡觉，或宝宝情绪不安定时，宜横抱在怀里。这种抱姿使宝宝的头贴近妈妈左胸口，能够听见妈妈的心跳声，使宝宝产生亲切感，从而安定情绪。

2.给宝宝喂奶后宜竖着抱，这样可拍出进入胃内的空气。

3.如果宝宝睡觉了，抱起他之前应轻柔地将他唤醒，否则婴儿会因突然的动作而受惊吓哭闹。

4.准备抱起宝宝前，应轻轻地与他交谈，或者温柔地触摸他的脸颊，并且尽可能俯下身躯以贴近婴儿。

利于婴儿的生长和发育。

3.抱着的孩子看到的事物多，躺着的孩子光看天花板、房顶，缺乏神经发育必需的各种丰富的刺激。

我们的建议

1.亲近新生宝宝最好的方法是裸体抱他，让他能清晰地听到你的心跳、闻到你皮肤的气味、感觉到你的接触和温暖。

2.抱宝宝时间不宜过久，否则会让宝宝疲劳而又紧张。

3.宝宝8周前，因为不能控制自己的头部和肌肉，移动他时，一定要扶住他的身体，使他的头不致于向后仰、四肢向后垂。

4.不少年轻的父母抱婴儿时总喜欢大幅度地摇晃，一方面是出于爱心，另一方面是认为这样婴儿容易入睡。其实，这样做对婴儿十分有害，会造成“婴儿振荡综合征”。所以，抱婴儿时千万不要大幅度摇晃，可轻轻地拍其背部或臀或缓缓地、小幅度地摇晃几下。

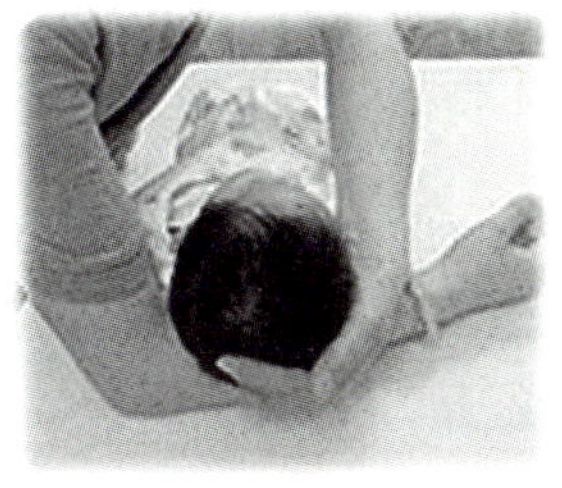
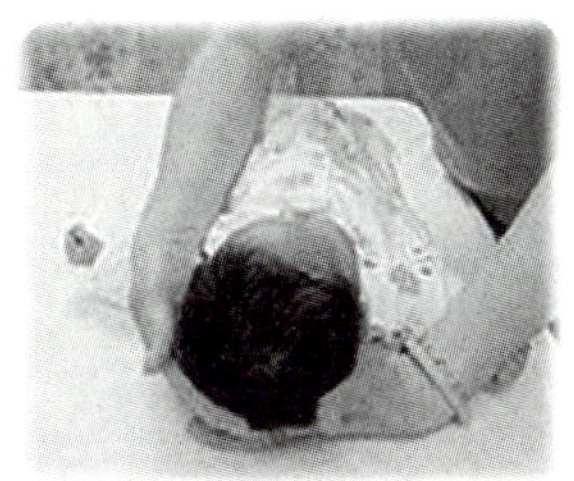
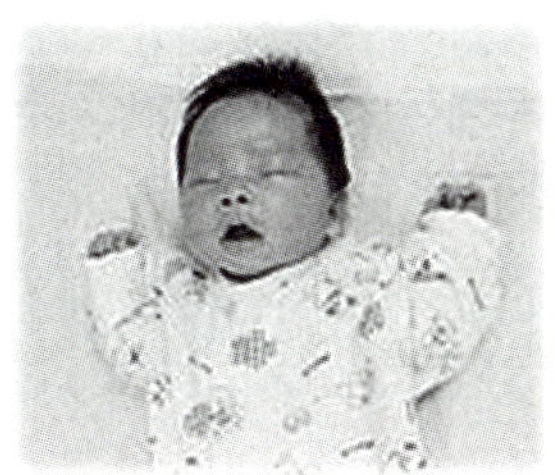

2 宝宝，你要躺下吗

抱宝宝时间不宜过久，否则会让宝宝疲劳而又紧张。

●仰着放下宝宝：

1.将一只手放在宝宝的头颈下方，另一只手抓住宝宝的臀部，慢慢地放下宝宝，手一直扶住他的身体，直到重量完成落到床铺为止。

2.从宝宝的臀部轻轻地抽出你的手，用这只手稍稍地抬高宝宝的头，然后轻轻地抽出你的另一只手，再慢慢地将宝宝的头放在床上。

●侧着放下宝宝：

1.让宝宝躺在你手臂上中放到床上，宝宝的头靠在你的肘部。

2.将宝宝放到床上后，轻轻地抽出你置于他臀下的那只手。

3.抬高宝宝的头，抽出你置放他头下的那只手，然后轻轻放下他的头。

3 宝宝，我们穿衣喽

当你为婴儿穿衣服时，皮肤接触到冷空气，可能使他烦躁不安。天气寒冷时，最好用热水袋把衣服捂热，然后迅速地帮他穿上衣服。

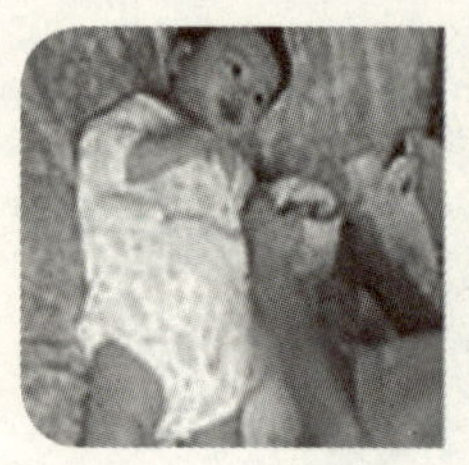
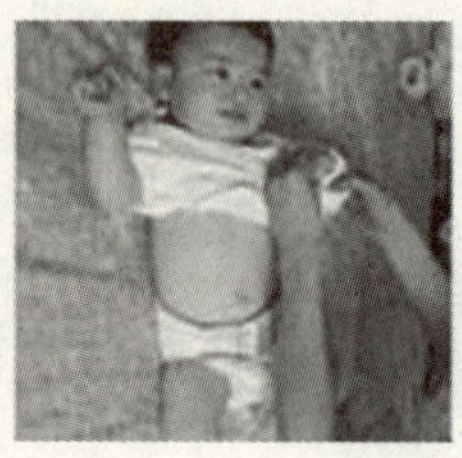
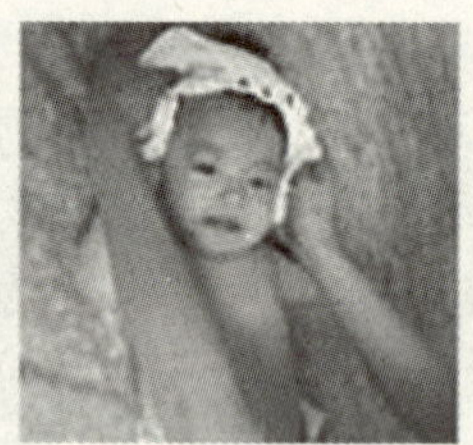
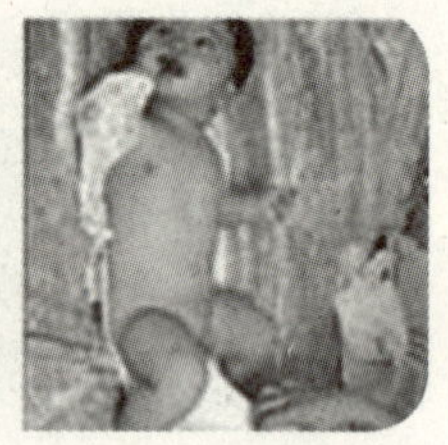

●穿内衣：

1.先将内衣平铺在床上，用手将内衣皱褶拉开，再将宝宝放置在上。

2.一手伸入内衣的袖口，另一只手从袖口方向将袖子卷起来。

3.用撑开袖口的那只手，穿过袖口，拉起宝宝的手。

4.顺着袖口将宝宝手拉出来，另一手松开袖子（另一边袖子的穿法相同）。

5.将衣服内侧的两条带子打个活结。

6.再将内衣外侧的带子固定好，即完成着装。

Tips

贴心提醒

1.过去常用“腊烛包”包裹新生儿，现在人们已经意识到这样做的弊端，大多不包裹新生儿了。

2.宝宝出生后，大小便的次数非常多，尿布换得也比较频繁，许多父母只给宝宝穿上衣，至于裤子就被尿布替代了。实际上，不穿裤子很容易让宝宝着凉。

3.新生儿衣服的皱折不能太多，衣服不能太厚。

4.新生儿体温调节能力较差，尤其是寒冷的冬季，给婴儿穿上袜子能够起到一定的保暖作用。家长要注意给宝宝选择宽松柔软的袜子，以免影响孩子足部的正常发育。

●**穿套头连身衣：**

1.将套头连身衣先卷起来，再将上面开口的套头部分撑开。

2.将宝宝的头轻轻抬起，把套头套入。

3.穿两边的袖子（同前述穿内衣部分）。

4.稍稍提高宝宝的身体，将衣服由上往下拉平。

5.扣好裤底的扣子。

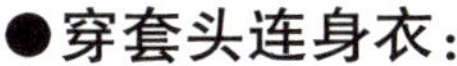

●我们的建议

1.天气寒冷时，最好用热水袋把衣服捂热。

2.穿衣、脱衣时抚摸婴儿柔软的皮肤，是让婴儿认识他自己身体的极好机会。他可能不喜欢被人穿上衣服，但是你可以用鼻子擦弄他，搂抱他，吻他，与他闲聊，使穿衣变成愉快的事，但是动作要特别温柔。

4 脱衣服喽，小宝宝

●**脱掉连衣裤：**

1.把你的婴儿放在床上。

2.解开连衣裤之开口处，抓住裤腿内婴儿的足踝。用同样方法脱下另一侧裤腿。

3.解开他内衣上的开口处。抓住他两踝，抬起他下半身，在他下面尽量把内衣与外面的连衣裤往上推。

4.把你的一只手放入袖内抓住他的肘部，另一只手抓住袖口，拉出袖子；然后用同样方法脱去另一侧袖子。

5.把你的手轻轻放在婴儿的头、颈部下面，抬高他的上半

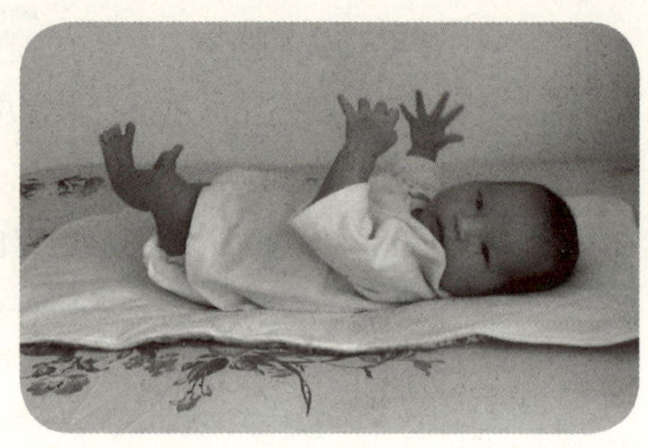

身，这样就可以拿掉他的连衣裤了。

●**脱内衣：**

1.用一只手在内衣里面抓住婴儿的肘部，灵活地将衣服移出其手臂及拳头。另一侧做法相同。

2.把整件内衣收折在你两手之中，这样当你脱下它时，不会有任何部分碰到婴儿脸上。

3.把颈部开口处尽量撑大，然后迅速往上，使内衣经其面部退到他头部。

4.把你的手轻轻放在婴儿头颈部下面，抬高他的上半身，这样就完全脱下内衣了。

5 培养宝宝良好的睡眠习惯

婴儿与睡眠是新手父母所面临最大的挑战之一。无论是你第几胎的宝宝，他们的睡眠品质、睡眠时间对父母都有举足轻重的影响，这些因素都会影响家人一起生活的品质。父母亲是决定婴儿的睡眠习惯养成的关键人物。婴儿会因父母而改变习惯。因此，在当下，甚至未来的几年时间内，能不能够养成彼此都能接受的睡眠习惯，完全取决于父母。

●**新生儿睡眠模式：**

1.一昼夜中，新生儿需睡18～20小时；2～3个月的婴儿需

Tips

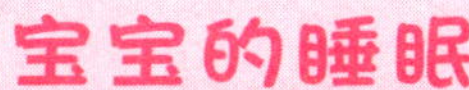

宝宝的睡眠

1.新生儿通常会剥夺家人的睡眠。当婴儿哭闹不休时，你会因为精疲力竭而发牢骚。所以当你真的需要休息时，就请你的另一半帮忙。尽量与宝宝作息一致。利用宝宝睡觉时做家事，常常会休息不够而导致事倍功半。

2.勿让小儿含着奶头或咬着被子入睡。

3.宝宝虽然两眼闭着，但偶尔会把眼睛微睁开，手和脚会动一下，小脸上还作出一些表情，如皱眉、微笑、嘴巴吸吮等。呼吸逐渐不规则，而且稍加快，这表明宝宝快醒了。这时不要误以为宝宝已经醒了，其实宝宝仍在睡眠中。如果在这时给他换尿布、喂奶，宝宝会因没睡足而情绪很坏，哭闹不止，最好不要叫醒他。

睡16～18小时。

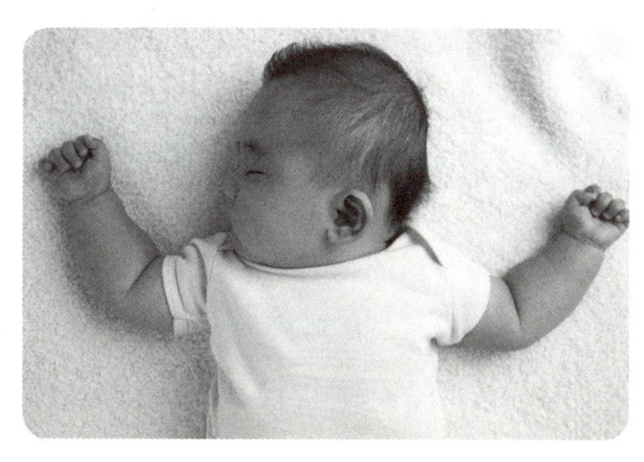

2.新生儿没有白天，没有晚上。每天24小时宝宝时睡时醒。每次睡眠时间只持续30分钟到3小时，而且晚上常是醒着的。大约6周，就会开始出现较规律固定的睡眠模式。

3.睡觉时，新生儿可能会不时抽动身体、抽搐、吸吮、大声呼吸，甚至微笑，这些现象是正常的。

●我们的建议

1.熟悉宝宝的睡眠模式，开始建立规律的固定活动来帮他香香的睡。

2.初来人世，这个世界一切都是陌生的，要帮宝宝建立白天与黑夜的概念。晚上睡前，将灯光调得尽量柔和，建议开一盏光线很柔的夜明灯，以方便夜里哺乳，观察小宝宝状态。

3.有些家长在孩子入睡前吟唱催眠曲等哄孩子入睡，这是一种不好的习惯，长期以往，容易造成孩子入睡困难，或养成依赖这些刺激才能入睡的习惯，这是应该注意避免和克服的。

6 我的宝贝，快睡、快睡

睡觉吧，我的宝贝，小蜜蜂已经休息，小鸟儿也已回巢，花园里多么安静。月亮在天上微笑，一片银光多美丽，透过窗户照着你。睡觉吧，我的宝贝，快睡，快睡！

没有白天，没有晚上，新生儿的睡眠周期是混乱的。在最初的几星期中，每天24小时宝宝时睡时醒。因此，父母要注意调整自己的睡眠，适应宝宝的状况。

●宝宝的睡姿：

1.睡姿影响呼吸，且新生儿头颅比较软，良好的睡姿有利于头颅的发育。

2.最好的睡姿是仰卧或侧卧，以避免压迫胸肺部。建议在喂养后多采取侧睡，以免溢奶或呛咳造成窒息。采取仰卧位时，应经常变换体位。

●帮助宝宝安稳入睡：

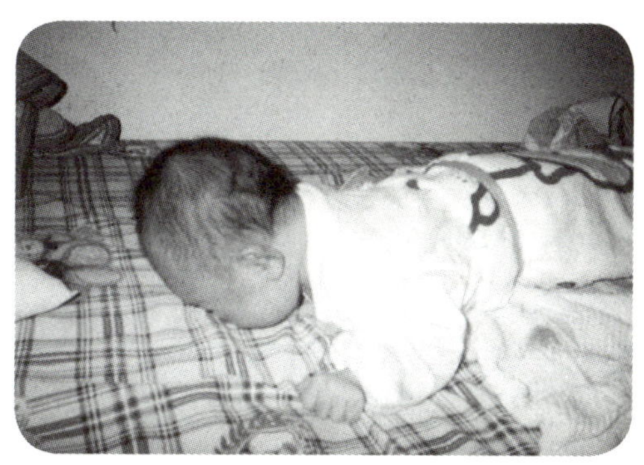

1.细心观察新生儿想睡的种种迹象。许多婴儿累的时候会变得比较烦躁或哭闹，会开始揉眼睛，抓耳朵或出现失神的样子。一发现宝宝累了，马上把他放在床上睡觉或小憩。

2.婴儿想睡时，就让他们躺着睡。要睡在厚实的床垫上，不要在多毛蓬松的寝具上睡。

3.数周后，如果你的宝宝白天睡得太多，就要开始积极帮助他夜晚睡眠。尽量使房间的灯光较昏暗，减少夜间游戏。

4.3个月后，必须开始养成好的睡眠习惯。

我们的建议

1.刚出生的新生儿睡觉，最好顺其自然。

2.未满月的宝宝不宜长时间睡眠，家长应该每隔2～3个小

Tips

注意宝宝睡眠的异常情况

出现下列情形时，只要你觉得不放心，请不要犹豫，赶快向医师或有经验的妈妈咨询：

1.宝宝出现呼吸困难或呼吸常有杂音时。

2.宝宝不易入睡或无法熟睡时。

3.半夜宝宝会不寻常的醒来，或严重恐惧夜晚。

4.睡眠问题会影响宝宝的行为。

时弄醒一次，以方便喂养。

3.新生儿是不需要枕头的。但为了防止吐奶，必要时可以把新生儿上半身适当垫高一点。

4.新生儿上床前的活动：

(1)洗澡；

(2)抚触；

(3)换上睡衣；

(4)轻摇与拥抱；

(5)听歌；

(6)或任何对你与婴儿都有效的方法。

7 这样哄宝宝睡觉，不妥

我喜欢静静地看你，百看不厌。

睡觉时喜欢把两支小胳膊平举在脑袋两侧，是那样的恬静，那样地惹人爱怜，我真想走进你的梦中。这时我忍不住会轻轻地亲你的小脸。

可是，年轻的妈妈，你可知道你有些满生爱意的哄宝宝睡觉的做法，可能埋下了无可挽回的祸根！

●**摇睡：**

Tips

宝宝的睡姿

最好的睡姿是仰卧或侧卧，以避免压迫胸肺部。建议在喂养后多采取侧睡，以免溢奶或呛咳造成窒息。采取仰卧位时，应经常变换体位。

当宝宝哭闹或睡眠不安时，一些年轻妈妈便将宝宝抱在怀中或放入摇篮里摇晃，宝宝越哭越凶，妈妈摇晃得也就越猛烈，直到宝宝入睡为止。

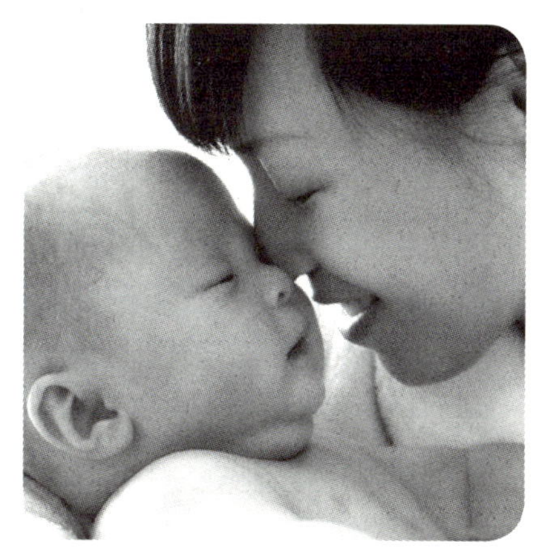

其实，摇睡对宝宝十分有害，对10个月内的小宝宝尤其危险。因为摇晃会使婴儿未发育成熟的大脑与较硬的颅骨相撞，造成脑小血管破裂，引起脑轻微震伤综合征。

●**陪睡：**

从宝宝一出生，就应积极鼓励他独自入睡，并养成习惯。即使是新生儿，也不应与妈妈同睡一个被窝。

妈妈熟睡后稍不注意就可能压在小宝宝身上，很容易造成宝宝窒息而亡。

●**俯睡：**

颜面朝下的俯睡最具危险性。因为，婴儿不会自己翻身，不能主动避开口鼻前的障碍物，呼吸道受阻时，只能吸收到很少的空气；加上消化器官发育不完善，当胃蠕动、胃

Tips

安抚哭闹的宝宝

1.及时满足宝宝的需求，并安抚他的情绪。

2.如宝宝是因饥饿而哭闹，一边给他喂奶，一边轻轻拍拍他或让小手抚着妈妈的身体，宝宝会很快安静下来。

内压增高时，食物就会反流，阻塞本已十分狭窄的呼吸道，造成婴儿猝死。

宝宝最安全的睡姿是仰睡，此种睡姿可使其呼吸道畅通无阻。

●搂睡：

不少妈妈担心宝宝在睡眠中发生意外，常常搂着睡觉。

搂睡使宝宝难以呼吸新鲜空气，吸入的多是被子里的污秽空气，容易生病。

搂着宝宝，限制了宝宝睡眠时的自由活动，宝宝难以舒展身体，会影响正常的血液循环。

如果妈妈睡得过熟，不小心奶头堵塞了宝宝的鼻孔，还可能造成窒息等严重后果。

●蒙睡：

寒冷季节，为了暖和一点，妈妈常将宝宝头部蒙在棉被下睡觉，这样做有两大危害：

被窝湿度较高，加上宝宝代谢旺盛，容易诱发“闷热综合征”，可致宝宝大汗淋漓，甚至发生虚脱。

可能引起呼吸困难，或者窒息。

●热睡：

新生儿很怕冷，一些家长在冬天会用电褥子给宝宝取暖。但电褥子存在许多隐患。如果一定要用电热毯，最好睡前通电预热，待宝宝上床后及时切断电源。

●亮睡：

有些年轻妈妈为了方便夜间喂奶、换尿布，往往将卧室里的

灯通宵开着，这对初生的宝宝很不利，会影响宝宝的生长发育。

●**裸睡：**

夏天气温高，一些妈妈便将宝宝衣裤脱光，让宝宝光着小身子躺在床上，以求凉爽。然而小宝宝体温调节功能差，身体容易受凉。为防止受凉，即使炎夏也不可裸睡，胸腹部最好盖一层薄薄的衣被，或带上小肚兜。

8 宝宝有哪些活动觉醒状态

宝宝的动作语言是很丰富的，他会用他特有的方式表达他的要求。例如，宝宝往往在吃奶前或烦躁时处于活动觉醒状态，这时宝宝不像原来那样安静：

1.表现脸部及身体动作增多，有时还发出一些简单的声音，如把小脸转向照顾者，手抓住不放，轻轻一碰嘴巴有吸吮动作。

2.情绪激动不安，容易哭闹。

3.给予刺激时，宝宝的反应不热烈，注意力也不太集中。

4.如果无人理睬他，他会表现出运动增强，甚至出现自发的惊跳。

9 宝宝鼻腔堵塞怎么办

新生婴儿鼻黏膜柔软而富有血管，每天都有正常量的分泌物，当前端的分泌物积存久了，会干燥变硬变成鼻屎块（鼻痂），阻塞住婴儿狭窄的鼻腔，伴随每次的呼吸，造成小婴儿的鼻子有“哽哽”的鼻塞声，有时小婴儿打个喷嚏，把鼻屎块

Tips

贴心提醒

1.清理鼻腔分泌物时，切勿用镊子强力夹出，要先软化鼻痂。

2.千万不要拿成人用的滴鼻药水给宝宝用。

3.冬天空气干燥，可在室内用加湿器加湿或在房间可以吊2件刚洗过的衣服或湿毛巾，使空气湿度加大。

推出鼻腔，鼻塞的情况马上就改善。

●小婴儿为什么容易鼻塞

1.小婴儿在2个月大以前，只会用鼻子来呼吸，用口腔呼吸是后来才慢慢学会的，所以鼻塞会比较难过。

2.鼻腔有对空气进行加温和加湿的功能。天气冷时，冷空气会使得鼻腔黏膜循环加速，造成鼻腔黏膜充血肿胀，以迅速提升进入肺部空气的温度，而鼻腔黏膜的肿胀会使鼻道更狭小、鼻塞更厉害，因此吸入温暖潮湿的水气后，有助于解除鼻塞。

●如何帮小婴儿排出鼻腔分泌物

○准备用物：

1.消毒棉棒1包。

2.清水1碗。

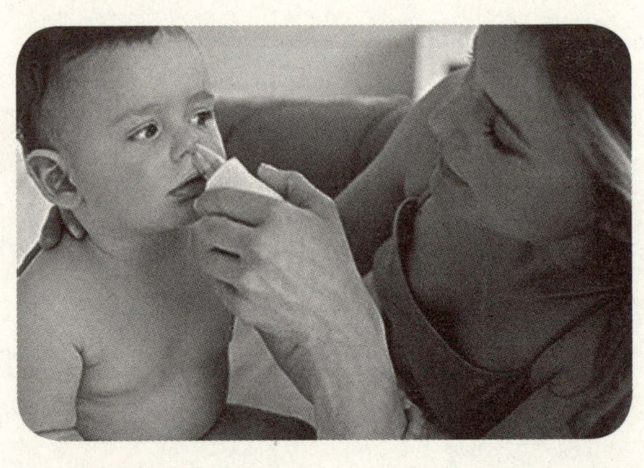

○操作步骤：

1.用棉棒沾清水往鼻腔内各滴1～2滴，或用母乳、牛奶滴入亦可。

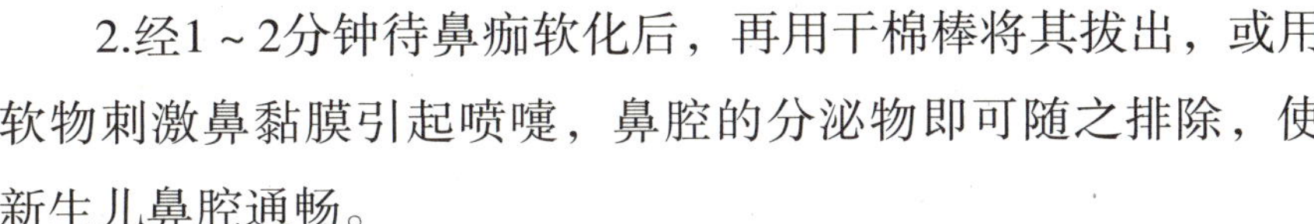

2.经1～2分钟待鼻痂软化后，再用干棉棒将其拔出，或用软物刺激鼻黏膜引起喷嚏，鼻腔的分泌物即可随之排除，使新生儿鼻腔通畅。

10 怎样护理宝宝口腔

●正常新生儿无需做口腔护理

只需奶后擦净口唇、嘴角、颌下的奶渍，保持皮肤黏膜干净清爽即可。如患了口炎或其他口腔疾病，则需做口腔护理。

○准备用物：

1.治疗碗1个，内放生理盐水浸泡的大棉球6个。

2.消毒液体石蜡油1瓶，或煮沸过的食用植物油。

3.小镊子1把，棉棒1包，小茶壶1个（内放温水），小毛巾2块。

○操作步骤：

1.先洗净双手。将新生儿侧卧，用毛巾围在颏下及枕上，防止沾湿衣服及枕头。

2.用镊子夹住盐水棉球1个，先擦两颊内部及齿龈外面，

Tips

口腔护理的注意事项

1.做口腔护理使用的物品一定要清洁卫生，须要消毒。

2.棉球蘸取的溶液不可过多，防止婴儿将溶液吸入呼吸道。

3.操作时动作要轻，棉球要夹紧，防止棉球掉到口腔后部，堵住咽喉部造成窒息。

4.新生儿口腔内长的“马牙”，不需做任何处理，随牙齿的生长发育，“马牙”或被吸收或自动脱落。

再擦齿龈内面及舌部，每擦一个部位，至少更换一个棉球。注意勿触及咽部，以免引起恶心。

3.擦洗后用毛巾擦净面部及嘴角。口唇干燥者，涂以石蜡油或食用植物油，口腔内根据需要涂药。

11 抱着宝宝到户外呼吸新鲜空气

阳光、空气和水是自然界的恩赐，是人类赖以生存的基本条件。

抱着宝宝到户外，呼吸新鲜空气，新鲜空气中的氧气含量高，能促进宝宝新陈代谢，增宝宝强抵抗力。同时，也向外人宣示：这是我的宝宝！

夏天出生的新生儿7～10天后，就可以到户外活动；冬天出生的新生儿出生3～4周后，才能把新生儿抱到户外活动。

●我们的建议

1.选择室内外温差较小的天气出门，风天、雨天、雪天等不要到户外活动。

Tips 贴心提醒

1.气温低于10℃时，最好不要到户外活动，以免受凉感冒。

2.到户外活动，要注意衣服不要穿得太多，包裹不要太严，合适即可。

3.在室内，也要让宝宝尽量吸收新鲜空气。夏季，可以打开门窗，让空气流通（注意不要让风直接吹着宝宝）；冬季可以定时打开门窗换气。

2.夏季，早晚到户外活动；冬季，中午气温较高的时候到户外活动。

3.每天到户外活动1～2次，每次3～5分钟，以后根据宝宝耐受情况逐渐延长。

12 妈妈和宝宝一起晒太阳

宝宝到户外适度晒太阳有利于促进新陈代谢，增强抵抗力，并预防佝偻病。冬天出生的宝宝应多晒太阳。

婴儿太小时，不能直接到室外进行曝晒。一般要等出生3～4周后，才能把新生儿抱到户外晒太阳。开始的时间要短，只晒一部分，然后再慢慢地增加时间和扩大范围。

我们的建议

1.晒太阳时，要尽量使宝宝皮肤暴露在日光下，冬季可露出头部、手部、臀部等；夏天不能直接把宝宝皮肤暴露在阳光下。

2.最初的2～3天，可以从脚尖晒到膝盖，每天5～10分钟。然后，将范围从膝盖扩至大腿根部。接着除去尿布，可连续2～3天晒到肚脐，时间约15～20分钟。最后，可晒背部，约30分钟。

Tips

贴心提醒

1.新生儿如果流汗，要用毛巾擦净，再喂以白开水或果汁，以补充水分。

2.也可以在阳台、有阳光的房间晒太阳，但不要隔着窗户玻璃（因为玻璃阻挡了紫外线，起不到晒太阳的作用）。

13 小肚脐，新生儿重点保护区

脐带曾经是胎儿与妈妈联系的生命线，当宝宝独立于妈妈而面向我们这个色彩缤纷的世界时，脐带就是新生儿从过去走向未来的烙印。护理好它，新生儿就不会因为过去的烙印而留下心痛。

●物质准备：

1.脐带消毒溶液：75%酒精，2%碘酒。

2.脐带干燥用酒精：95%酒精。95%酒精（又名脱水酒精）的作用是使肚脐加速干燥，而非杀菌消毒。

●脐带脱落前：

脐带脱落前应保持干燥，勿受污染。每洗完澡至少做一次脐带护理。

Tips

脐带护理要点

1.脐带护理一天至少做3～4次，尤其在洗澡后及大小便弄湿脐带后，务必要做，持续至脱落为止。

2.脐带从根部脱落前一定要保持清洁、干燥。换尿布时，为了避免尿液渗进脐带处使之不干净，要常换脐带处的纱布。

3.脐带脱落前，大人不要用手去剥它。如果时间太长脐带不脱落的，应和医护人员商量处理方法。

4.每次换尿布时，检查脐部是否干燥，若脐部潮湿，可用95%的酒精擦拭。

5.若脐带周围局部红肿有分泌物，应涂抹消毒药水，必要时找医生诊治。

6.切不可以用药膏、麻油或不明药粉去处理脐带。

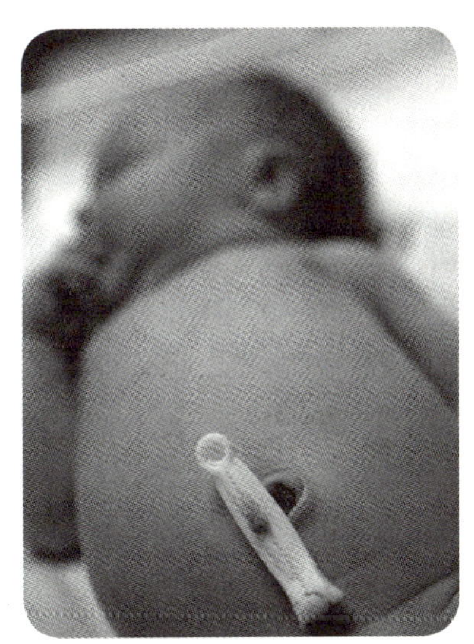

1.宝宝洗澡时，要清洁肚脐部位，重点是在白色的脐带（非黑硬的干脐带），宝宝肚脐处不会疼痛的，放心洗好了。

2.洗澡后先用小棉棒将脐部水分擦干。有条件的，可用95%酒精擦拭肚脐处。

3.用一支小棉棒沾消毒溶液，一手用姆指、食指轻压脐部周围，将皱折处撑开，由脐部内面往外环形消毒1～2次。

4.然后用消毒纱布包扎，既能避免感染又能尽早脱落。如果脐带沾污或弄湿，应及时更换消毒纱布。

●脐带脱落后：

宝宝生后4～10天脐带脱落。脐带脱落后仍有一个创面，极易感染而发生脐炎，应小心护理：

1.要经常注意局部的清洁、干燥、不被污湿，特别应及时更换尿布，以免污染脐部。

2.洗澡时要避免脏水污染脐部，洗澡后要换内衣。

3.每天在脐带根部涂75%酒精；如果脐部有渗出物，可以先涂2%碘酒消毒脐窝，然后再用75%酒精退碘，以免灼伤皮肤。

14 宝宝的安全感，来自你爱的抚触

新生儿出生，来到一个十分陌生的世界，这时，宝宝最需要的是一份安全感。妈妈温暖的双手，就可以给宝宝一份安全感。

真心的抚触，不只对健康有帮助，对情绪的安抚、情感的传达，有更大的效果，不要小看这个简单的动作，在抚触的背后，有你无法察觉的温暖，自手中慢慢流露。

许多爸爸妈妈都表示，替宝宝抚触是一个愉快的经验，不但宝宝感觉很快乐，父母自己也很快乐。

●环境准备：

1.室温：25℃～28℃之间。

2.室内光线：不要太亮。

3.抚触地点：爸爸妈妈的，或其他大人的床。

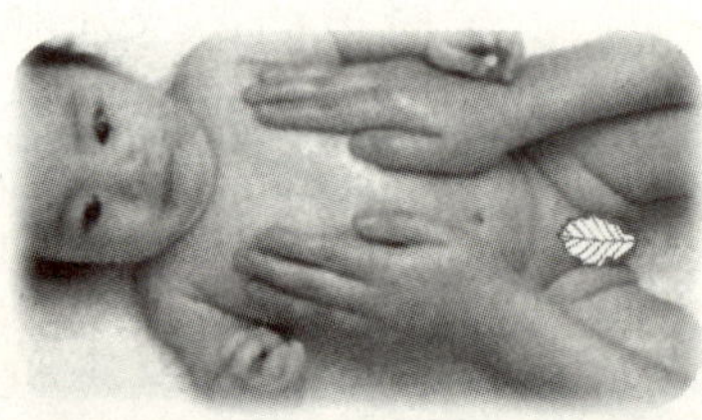

●宝宝准备：

1.从婴儿出生的第二天起，就可以给婴儿抚触，母亲是最理想的抚触者。给宝宝抚触最好每天一次。

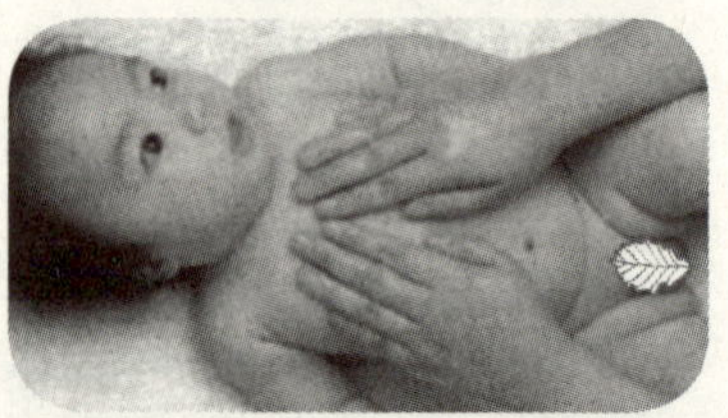

2.抚触时间为喂奶1小时后，否则宝宝会吐奶。

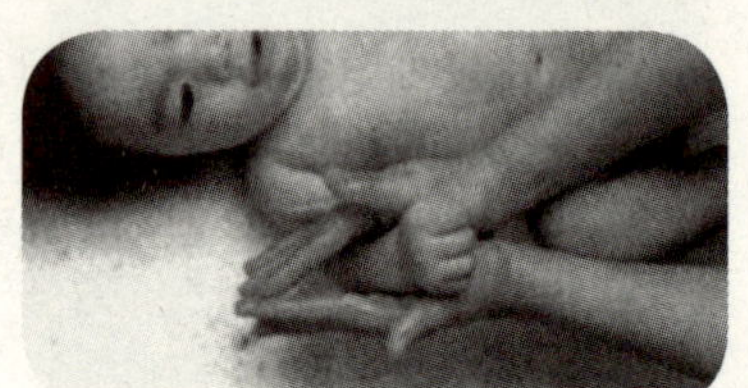

●妈妈准备：

1.妈妈的指甲要剪短，手上

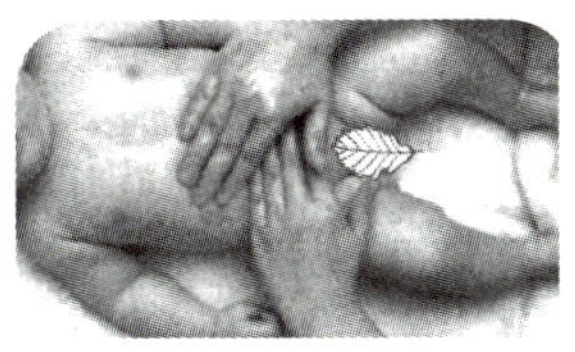
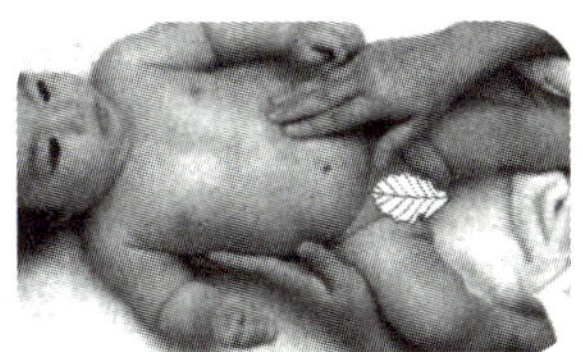
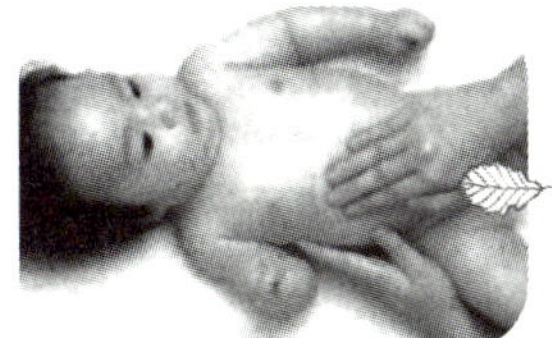
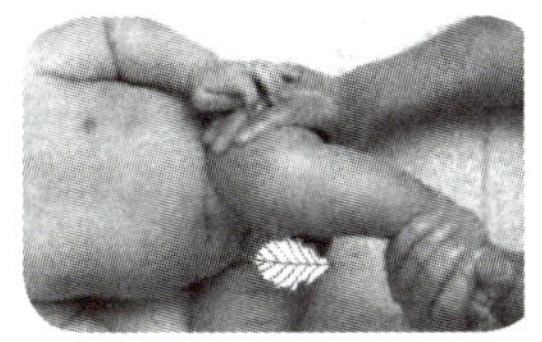
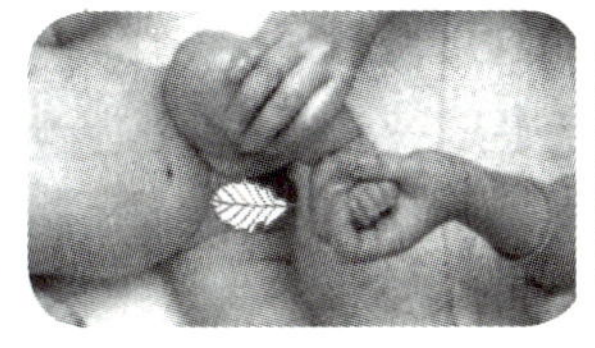
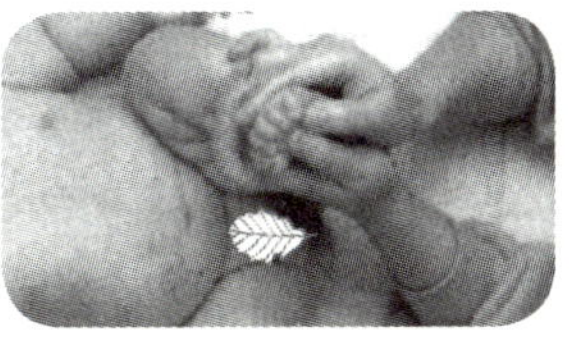

的饰品如戒指要脱下。

2.妈妈若留长头发，要将头发扎起来。

3.将手洗干净，将袖子卷高。

4.让自已的双手温暖起来。

●开始抚触：

将宝宝平常用的大浴巾垫在床上，为了防止宝宝尿在床上，可在浴巾下垫一块防水垫。妈妈以跪姿跪在床边替宝宝抚触。也可以妈妈双腿伸直坐在地板上或床上，铺上毛巾，让宝

Tips

给宝宝抚触注意事项

1.抚触力度，以手掌本身重量放到婴儿身上即可，不需要再加其他力量。千万不要去压宝宝。

2.宝宝洗完澡后，用大浴巾将宝宝包住擦干时，就可隔着浴巾帮宝宝轻轻的抚触。

3.给宝宝做抚触的时候，不妨放一些轻音乐，同时轻声细语地跟他说话，“妈妈给你捏捏小脚丫”，“这是你的大拇指”……

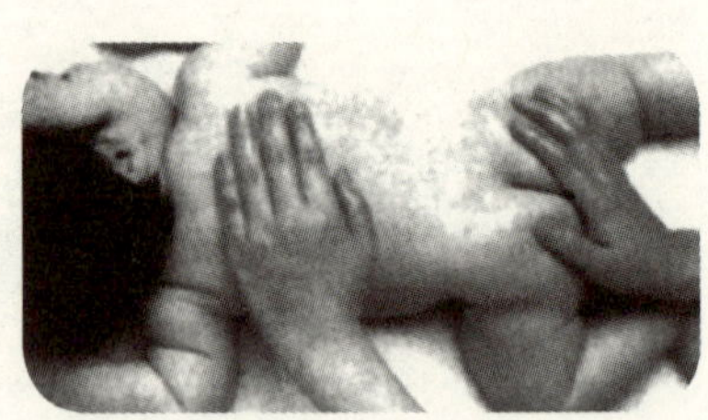

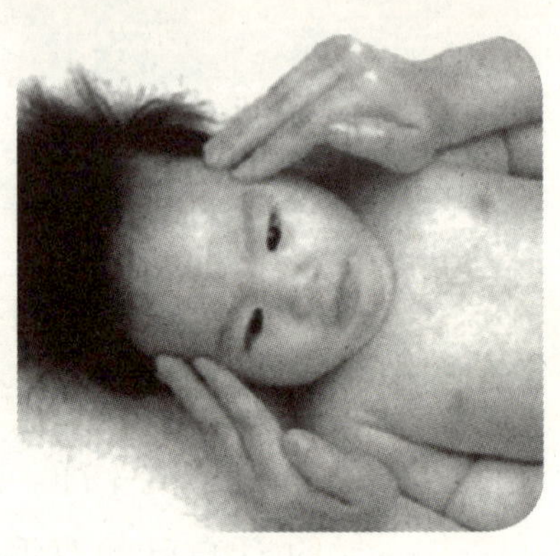

宝脸朝上躺在你的腿上，头朝你双脚的方向。

1.全身运动：全身运动就是给宝宝热身。在宝宝的胸前打开再合拢他的胳膊，这能使宝宝放松背部，肺部得到更好的呼吸。然后上下移动宝宝的双腿，模拟走路的样子，这个动作使大脑的两侧都能得到刺激。

2.胸膛和躯干：两手分别从胸部的外下侧轻轻抚向对侧肩部，然后由上而下反复轻抚宝宝的身体。如果他表现出不舒服的样子，换下一个姿势。这个动作使宝宝呼吸循环更顺畅。

3.胳膊和双手：用一只手轻握着宝宝的左手并将他的胳膊抬起，用另一只手抚触宝宝左胳膊，从肩膀到手腕，然后轻轻摩擦宝宝的小手。另一侧做同样的动作。这个动作可以增加宝宝的灵活性。

4.腹部：轻轻地用整个手掌从宝宝的肋骨到骨盆位置抚触，用手指自右上腹滑向右下腹，左上腹滑向左下腹。腹部抚触帮助宝宝排气、缓解便秘。

5.腿部和脚部：用一只手扶着宝宝左脚踝，把左腿抬起，用另一只手抚触宝宝的左腿，从臀部到脚踝，然后用手掌从脚后跟到脚趾自下而上抚摸宝宝的小脚丫。另一侧做同样的动

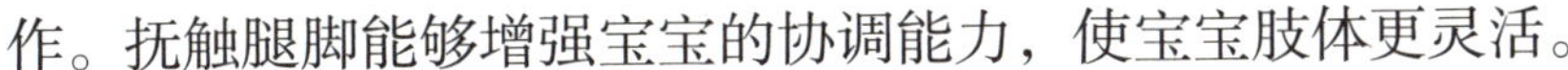

作。抚触腿脚能够增强宝宝的协调能力，使宝宝肢体更灵活。

6.背部：让宝宝俯卧，用一只手抚摩宝宝的臀部，另一只手轻轻地从脖子慢慢向下揉搓宝宝的脊梁骨。背部抚触有助于增强免疫力。

7.脸部：用你最柔软的两只手指，由眉毛中心向两侧抚摸宝宝的前额。然后顺着鼻梁向鼻尖滑行，从鼻尖滑向鼻子的两侧。

●我们的建议

1.每次抚触20分钟。

2.发高烧、骨折、皮肤感染的宝宝不能做抚触，患有其他疾病的宝宝是否能做抚触应听取医生的意见。

3.当我们面临危险时，身体会产生压力激素，免疫能力反应被抑制。早产儿、新生儿及成人在按摩后，血液、尿液及睡液中的压力激素都会降低，免疫力也得以恢复。

4.观察宝宝是否享受，一旦宝宝表现出不喜欢的样子，就马上停止。

15 和新生宝宝一起做快乐体操

新生儿快乐体操不同于婴儿抚触。抚触是进行全身皮肤的抚摸，新生儿快乐体操是全身运动。

●环境准备：

1.室温：25℃～28℃之间。

2.室内光线：不要太亮。

Tips

贴心提醒

1.给宝宝做操时不要有大幅度的动作，一定要轻柔。

2.给宝宝做操的时候，不妨放一些轻音乐。

3.地点：爸爸妈妈或其他大人的床。

●宝宝准备：

1.出生后10天左右开始做。

2.时间为喂奶1小时后，否则宝宝会吐奶。

●妈妈准备：

1.妈妈的指甲要剪短，手上的饰品如戒指要脱下。

2.妈妈若留长头发，要将头发扎起来。

3.将手洗干净，将袖子卷高。

4.让自已的双手温暖起来。

●开始做操：

1.上肢运动：把孩子平放在床上，妈妈的两只手握着宝宝的两只小手，伸展他的上肢，上、下、左、右。

2.下肢运动：妈妈的两只手握着宝宝的两只小腿，往上弯，使他的膝关节弯曲，然后拉着他的小脚往上提一提，伸直。

3.胸部运动：妈妈把右手放在宝宝的腰下边，把他的腰部托起来，手向上轻轻抬一下，宝宝的胸部就会跟着动一下。

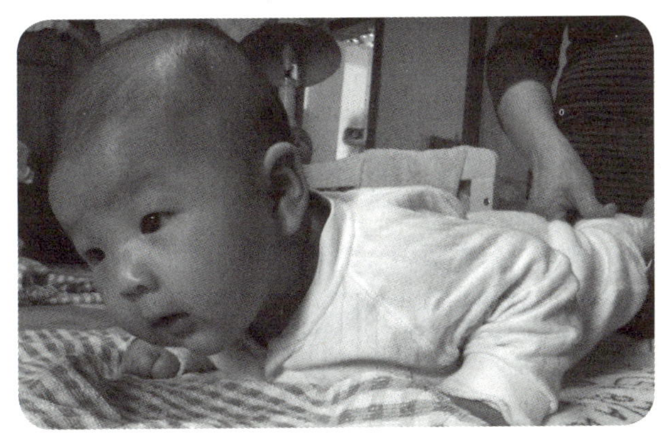

4.腰部运动：把宝宝的左腿抬起来，放在右腿上，让宝宝扭一扭，腰部就会跟着运动。然后再把右腿放在左腿上，做同样的运动。

5.颈部运动：让宝宝趴下，孩子就会抬起头来。这样颈部就可以得到锻炼。

6.臀部运动：让宝宝趴下，妈妈用手抬孩子的小脚丫，小屁股就会随着一动一动的。

我们的建议：

1.每节操做6～8次，一天1次，2天1次也可以。

2.患病的宝宝不宜做操。

3.观察宝宝是否享受，一旦宝宝表现出不喜欢的样子，就应该马上停止。

Part 8 洗个澡，感觉真的很舒服

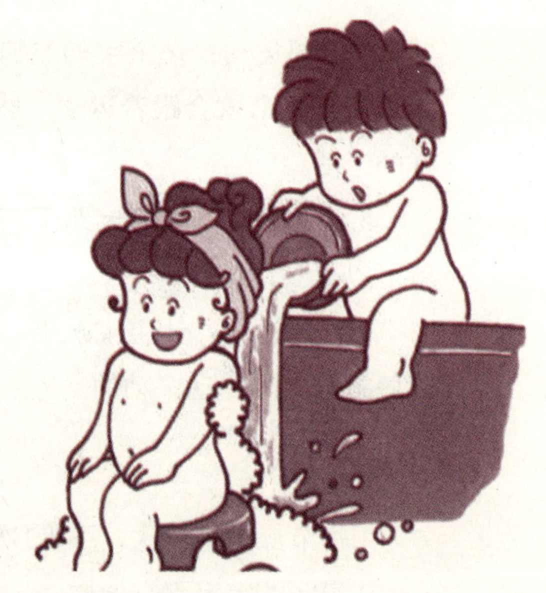

在妈妈眼里，没有比看到刚刚出浴的小宝宝躺在柔软毛巾上那舒适惬意的模样更令人欣喜了。但常常有年轻的妈妈会为幼小宝宝的洗澡问题感到棘手。

其实，只要把这个看似复杂的洗澡过程分解为一个个清晰的部分，宝宝的洗澡问题也就迎刃而解了。

一个曾经快乐的准妈妈，你可以远离焦虑，做一个快乐的新妈妈。

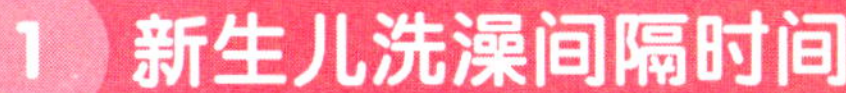

1 新生儿洗澡间隔时间

从医学角度讲，洗澡能很好地刺激婴儿的脑神经，如果条件许可，应该每天给新生儿洗澡。但有时由于条件有限，洗澡时室内温度难以保证，特别是在寒冷的冬天，所以可根据气候来选择2次洗澡间隔的时间。

经常给新生儿洗澡的好处：

1.使皮肤附着的胎脂逐渐减少，使宝宝的皮肤清洁又舒适。

2.减少皮肤感染机会，刺激婴儿脑神经的发育。

3.促进宝宝血液循环，增进皮肤新陈代谢。

4.可以帮助爸爸妈妈观察宝宝的全身情况。

我们的建议：

1.炎热的夏天，可给新生儿每天洗1～2次澡。

2.春、秋或寒冷的冬天，由于环境温度较低，如家庭有条件使室温保持在24℃～26℃，亦可每天洗1次澡；如不能保证

Tips

宝宝应避免洗澡的情况

1.发热、咳嗽、流涕、腹泻等疾病时，最好别给新生儿洗澡。如病情较轻、精神状况及食欲均良好，也可适时地洗一次澡。但动作一定要轻快，以防受凉而加重病情。

2.宝宝有皮肤烫伤、水泡破溃、皮肤脓疱疮及全身湿疹等皮肤损害时，应避免洗澡。

3.宝宝发生肺炎、缺氧、呼吸衰竭、心力衰竭等严重疾病时，应避免洗澡，以防洗澡过程中发生缺氧等而导致生命危险。

室温，可每周洗1～2次澡，或常用温水擦洗颈部、腋下、腹股沟等皮肤皱褶处，并在每次大、小便后，用温水擦洗臀部及会阴部，以保证新生儿舒适、干净。

3.给宝宝洗澡，要注意清洁，预防感染。沐浴时动作要轻松，防止皮肤擦伤和着凉。

4.冬天洗澡或擦洗时动作要轻快，以防新生儿受冻而生病。

5.夏天洗澡后，可在颈部、腋下、腹股沟等皮肤皱褶处擦少许爽身粉，但不可过多，以防出汗后结成块而刺激皮肤。

2 这样的新生儿不宜洗澡

并不是所有的新生儿都能洗澡。由于新生儿抵抗力低，当患某些疾病时，则不宜洗澡。

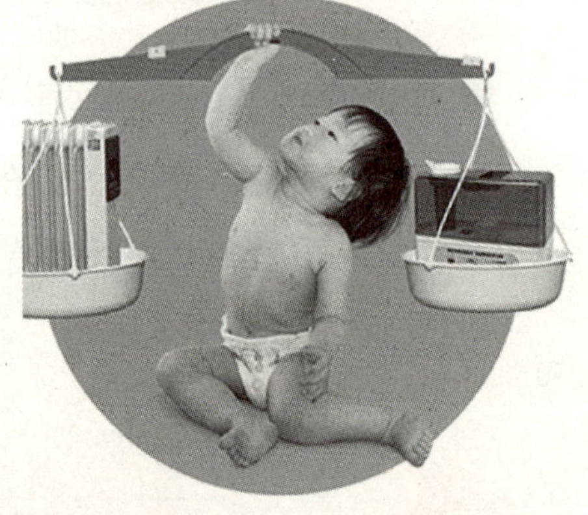

●我们的建议：

如新生儿因病暂不宜洗澡，为了让新生儿身体干净舒适，可用柔软的温湿毛巾或海绵擦身。

1.新生儿病期需要更多的休息，擦浴时动作一定要轻，从上到下，从前到后逐渐地擦干净。如某处皮肤较脏，不易擦干净，可蘸婴儿专用肥皂水或婴儿油擦净皮肤，而后用温湿毛巾把肥皂水或婴儿油擦干净，以防皮肤受到刺激而发红、糜烂。

2.擦浴时动作要轻柔，不可用劲搓，防止把新生儿细嫩的皮肤擦破而导致感染。

3 洗澡前，应该做的准备

●物品准备：

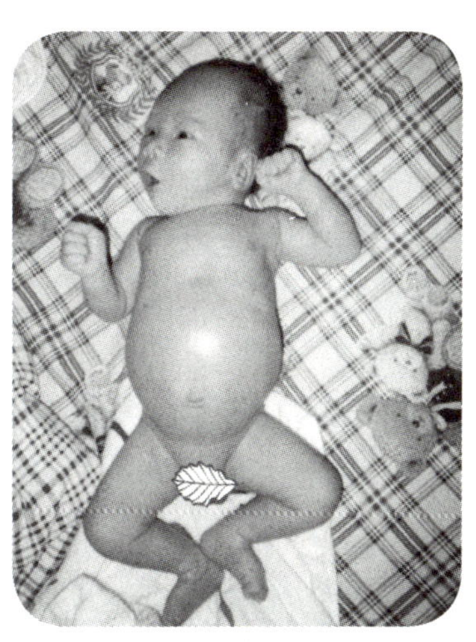

洗澡开始之前，请确认是否准备好了以下物品：

1.毛巾（面巾）2条（洗脸及洗身体各一条）；

2.柔和的中性肥皂和婴儿沐浴露；

3.棉签、棉花球；

4.大浴巾1条；

5.药用酒精；

6.尿布；

7.干净的衣服（质料以易吸水的棉、纱为佳）；

8.婴儿润肤油、爽身粉；

9.浴盆。

●环境准备：

1.在床上铺上干净的大浴巾，洗澡前后妈妈可以把宝宝放在上面。换穿衣物、尿布置于床上，若天太冷，可用热水袋加温。

2.把洗澡的小物品放在浴盆一侧。

3.把室温调节在25℃～28℃，注意光线要好，方便观察宝宝。如果室温过低，最好有一个红外线炉来升温。

4.浴盆中可放置防滑的垫子或者大毛巾。

5.洗澡的地方要求安全、避风、温暖。

Tips

给宝宝洗澡的注意事项

1.要在一个稳妥的、让你行动自如的地方给宝宝洗澡，并注意房间的保暖与通气。

2.最好在澡盆或浴缸的底部铺一块大毛巾或者防滑垫子，以防止打滑。

3.如果你单独在家，请将电话机放置在伸手可及的地方或干脆挂起，不要让铃声干扰你。

4.给宝宝洗澡时，无论时间长短，千万不要把宝宝放在浴盆里，离开房间。

5.新生儿洗澡用的物品最好专用。

●宝宝准备：

在喂奶前1.5小时或喂奶后1.5小时洗澡，可防止宝宝溢奶或呕吐。

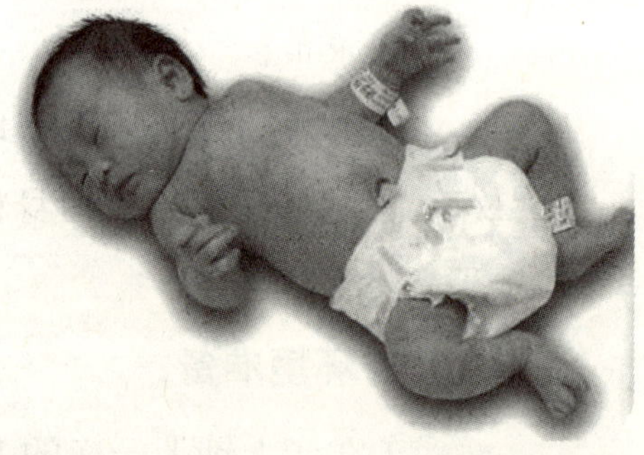

●备水：

1.备水时先放冷水，再加热水。

2.洗澡水温度39℃～40℃，可以用手腕内侧或用手肘测试水温，感觉温暖而舒服就可以。当然，最好用温度计测量一下。

3.新生婴儿浴盆水深5～8厘米，稍大些的宝宝浴盆中的水可以深10～13厘米。

4.若值寒冷季节，需另备一壶热水，适时加温。添加热水时，应先把婴儿抱起。

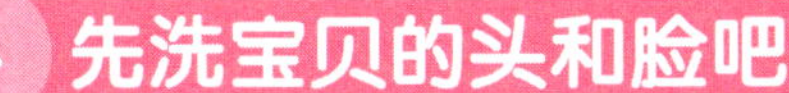

4 先洗宝贝的头和脸吧

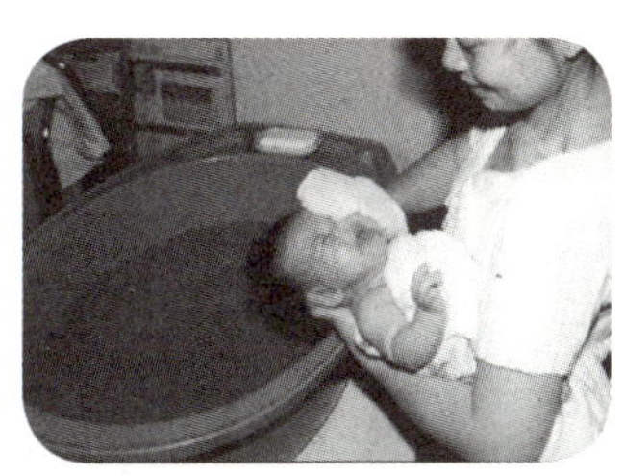

以清水擦拭，不要用肥皂，以免婴儿面部及皮肤过敏。

●**步骤：**

1.将宝宝放在浴巾上，脱去外衣，用浴巾包裹全身。

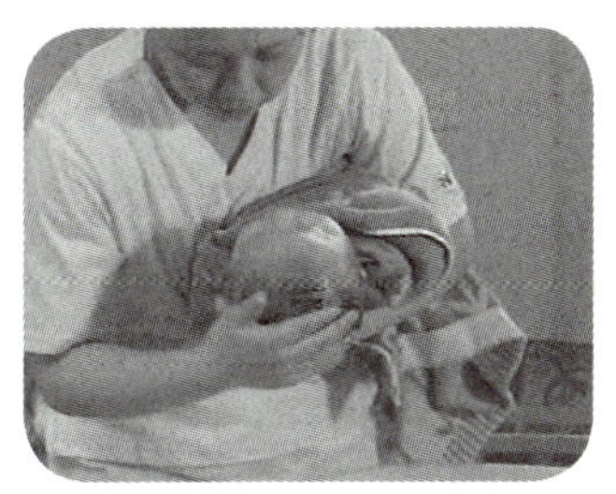

2.用左肘部和腰部夹住宝宝的屁股，左手掌和左臂托住宝宝的头和身体，用右手慢慢清洗。

3.将清洁的小毛巾放入浴盆浸湿，拧干毛巾的一角，擦眼睛，由眼睛内侧向外侧擦拭。再以毛巾另一角以同样的方式擦另一眼。

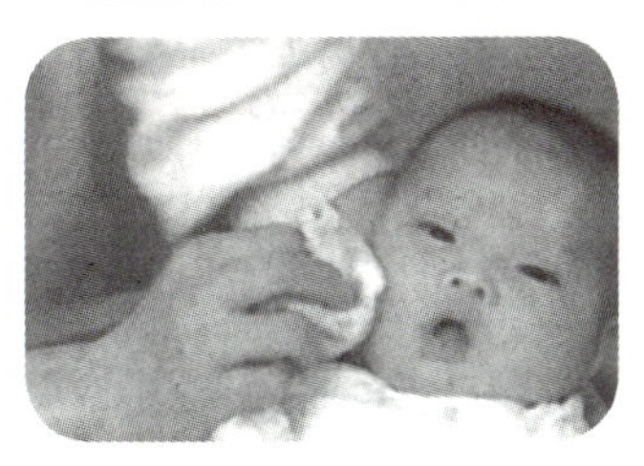

4.用毛巾的一个面由眉心向两侧轻轻擦拭额部，另一面擦试鼻部。

5.用手指裹毛巾轻轻擦拭耳廓及耳背。

6.用洗脸的纱布或小毛巾沾水后轻轻擦拭面颊、上唇、下唇。不要过于用力，以免伤害宝宝肌肤。

7.用毛巾沾水打湿宝宝的头发，然后在你的手上涂上少量的婴儿沐浴露，轻轻抚触宝宝的头部及头皮，揉出泡沫，避免将水溅到宝宝脸上。然后仍用毛巾沾水将新生儿头上的洗发水轻轻洗干净。

给宝宝涂洗发水时，要像抱足球一样将宝宝搂抱在怀里。

Tips

注意事项

1.注意，不要将洗澡水溅入耳内，以免引起耳内感染。可用大姆指和中指捏住宝宝两边耳朵，洗完澡后，用消毒棉棒擦净婴儿鼻腔分泌物及外耳道的水渍。动作要轻柔，棉棒不可探入鼻腔和耳道深处，只在外围处理一下即可。

2.冲洗头部时，注意千万不能让洗澡水进入宝宝的眼睛。

3.只要你给宝宝洗头的动作不是太过于用力，就不会伤害到宝宝的囟门。

8.给宝宝洗完头之后马上用另一条干毛巾擦干。如果是冬天，最好再用毛巾裹住他的头部，以免着凉。

5 接着洗宝宝的身体吧

头部洗过后，要更换清水后再洗身，以减少洗发后的脏水进入新生儿的下体引起炎症。

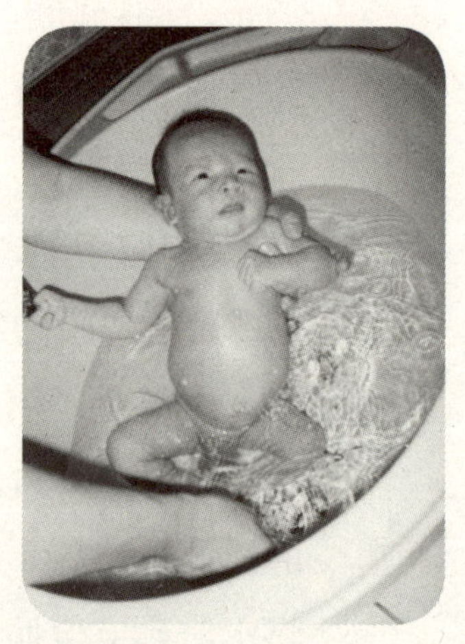

●**步骤：**

1.铺开大浴巾，把宝宝放在浴巾上，为他脱去内衣和尿布。

2.若新生儿的脐带尚未脱落，应上下身分开洗，以免弄湿脐带，引起炎症。

(1)洗上身：取洗头时同样的姿势，依次洗新生儿的颈、腋、前胸、后背、双臂和手。

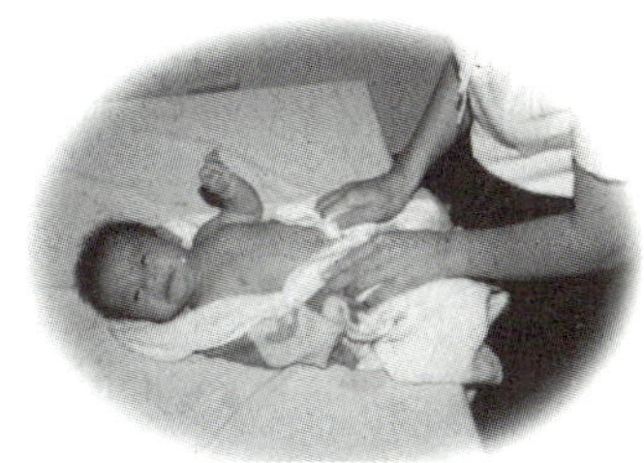

(2)洗下身：左手握住新生儿的左大腿，让新生儿的头部和身体靠在左肘窝和左臂，依次洗新生儿的阴部、臀部、大腿、小腿和脚。

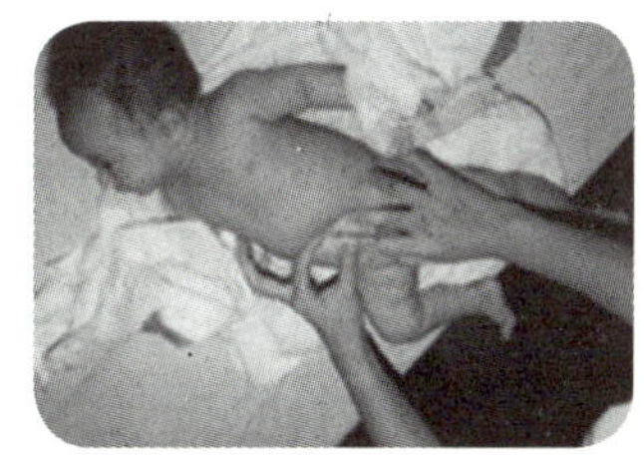

3.若新生儿的脐带已完全脱落，可先用点水在宝宝的前胸和后背拍一拍，告诉宝宝洗澡了，让宝宝有心理准备。然后一只手扶住宝宝的头、颈部，另一只手扶住他的大腿，将宝宝轻轻放入水中，依次洗阴部、前身、四肢。接着，使新生儿俯卧在大人左前臂，为其清洗背部、臀部。最好是辅助新生儿“立”于浴盆中自上而下、自前而后地洗，以避免阴部浸入洗澡水中增加感染的机会。

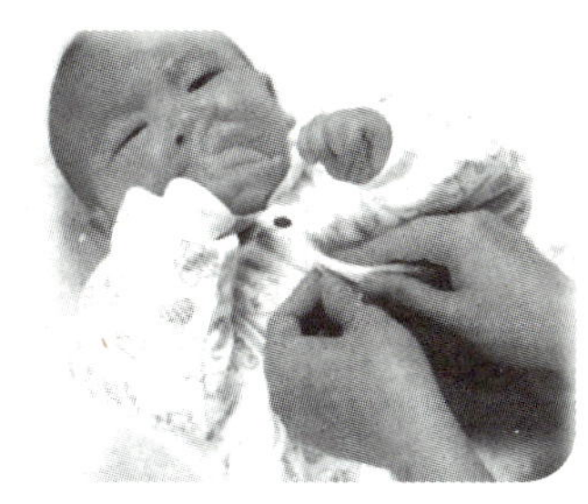

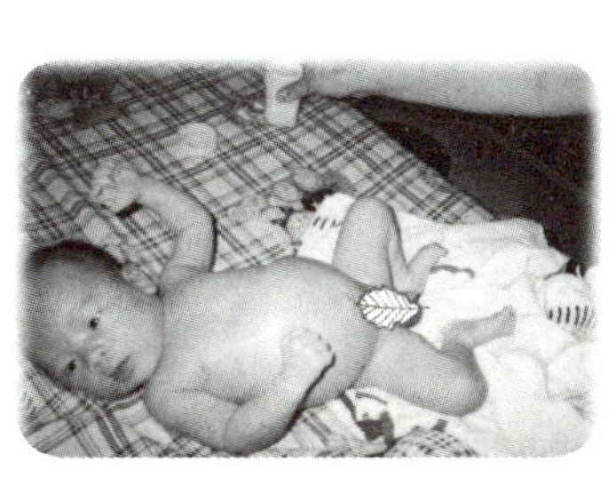

4.洗净后将宝宝放在大浴巾中，迅速包裹好，并擦干水分。

5.用药用酒精棉球轻轻地擦拭脐带残端周围皱褶。如果脐带残端周围出现发红、分泌物或其他感染征兆，及时请医生处理。

6.将小棉签蘸润肤油，轻轻捏住男宝宝的小鸡鸡，把包皮往后推，显露尿道口，用棉签作环形擦拭。如果是女宝宝，则将阴唇分开，用蘸润肤油的棉签由上至下轻轻擦拭分泌物。

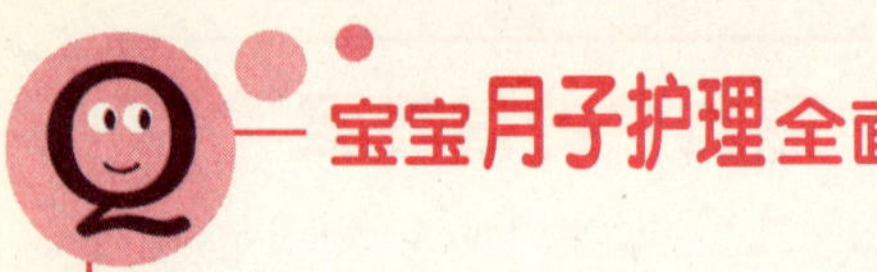

7.在宝宝的腋窝、腹股沟等皱摺处扑上爽身粉。使用爽身粉时，注意不要在宝宝的头面周围扬起粉雾，以免宝宝吸入粉尘。如果是女宝宝，不要在她身体下部使用爽身粉。

8.帮宝宝包好尿布，穿好衣服。洗完澡后的宝宝又干净又舒服。

●我们的建议：

1.洗身体时，最好先用水轻拍宝宝背部及胸部，让他有个适应过程。

2.使用婴儿沐浴露或肥皂后，必须用水冲净。

3.注意清洁皮肤的皱褶处。

4.小心不要让新生儿被水呛到。

5.身体所有部位都洗好后，立即将新生儿包在干净的干浴巾中，轻轻地拍拍，把新生儿身上的水吸干，然后再把眼角、鼻、耳廓等处擦干。

6.洗澡时间以10分钟为宜。

Tips

贴心提醒

1.千万不要让宝宝着凉。可以在洗澡时先洗上半身，将下身用毛巾包裹住；然后再洗下身，并将上身用毛巾包裹好。

2.如果宝宝的头皮有皮脂结痂，可以用棉签蘸润肤油，轻轻把结痂浸润，待次日用小梳子轻轻梳掉结痂后，再清洗。切不可用力剥除，以防出血。

3.为早产儿及皮肤有破损的新生儿洗澡时，只用温度适宜的清水擦洗即可。

Part 9 清洁宝贝：不然像个叫花子

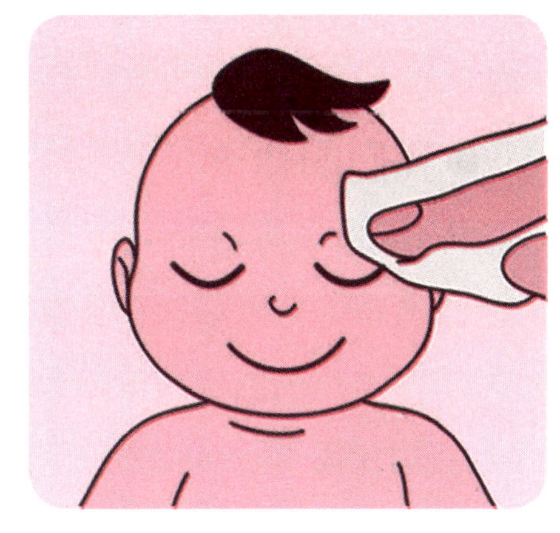

以前我虽然喜欢小孩，但又怕带孩子辛苦。自从有了你，我发现这种心甘情愿的辛苦是多么的有滋有味。

不用拜师，我也能把把尿的口哨吹得尽善尽美，悦耳动听。我一改睡懒觉的习惯，觉得有个好太阳可以晒尿布倒是至关紧要的。喂你、逗你、抱你，甚至为你换尿布所得到的乐趣，不亚于读了一本好书！

未生儿育女的人，是无法体会父母的爱心有多浓、有多痴。这样一个粉嘟嘟的小身体，有着和自己相同的生命密码，他勾起我如痴如醉的恋和牵肠挂肚的爱。这就是母性的本能吧！

你是那么可爱，由不得我不去爱，在身不由己的辛苦中，我收获的是无尽的满足、幸福。

1 勤洗宝宝手指

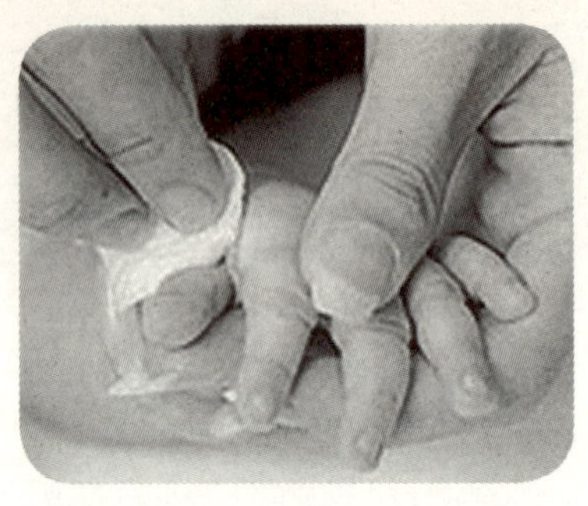

新生儿的小手一般多呈握拳状态，手指夹缝和手掌常藏有污垢，需要经常清洗。妈妈可先将新生儿的小手放入洗手盆，握着孩子的手，一面拨动水，一面轻轻扒开手指，慢慢抹上婴儿香皂搓洗，然后用清水洗干净，再用小毛巾擦干。

●我们的建议：

1.新生儿的小手可能有长长的指甲，妈妈应当为宝宝修剪指甲，以免他抓伤自己。为小宝宝修剪指甲所用的工具，最好是专用的圆头指甲钳以及特制的婴儿修甲刀。妈妈还可以试着用牙齿小心地咬去宝宝的指甲，代替修剪。

2.宝宝洗澡后是修剪指甲的好时机。

2 妈妈，要换尿布了

不要把换尿布看成一个单调的工作。你可以对孩子做一些滑稽的动作，从中获得欢乐：

Tips

贴心提醒

妈妈的动作一定要轻柔，使宝宝产生舒适感，不要在孩子哭闹时强迫他洗，以免孩子产生对洗手的恐惧心理。

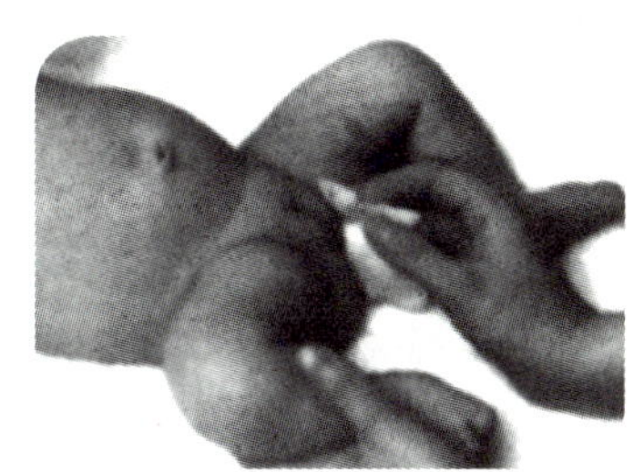

亲他，用嘴吹着嘟嘟声挠他肚子、两肋和脖子痒痒；

对他随便说些什么或唱些什么；

用脸作些夸大的动画表情；

拿个模型、橡皮玩具给他抓住；

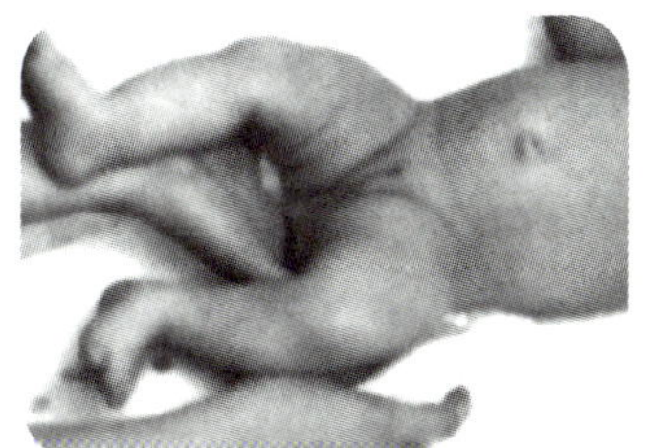

挂一个颜色鲜艳、能发声的活动物体，或彩色照片，或一面儿童镜子在换尿布的地方，尽量放低，让他能够看到；

在他的屁股晾出来时，轻柔地弯曲和伸直他的双膝使他很快适应这不同于胎儿的姿势。

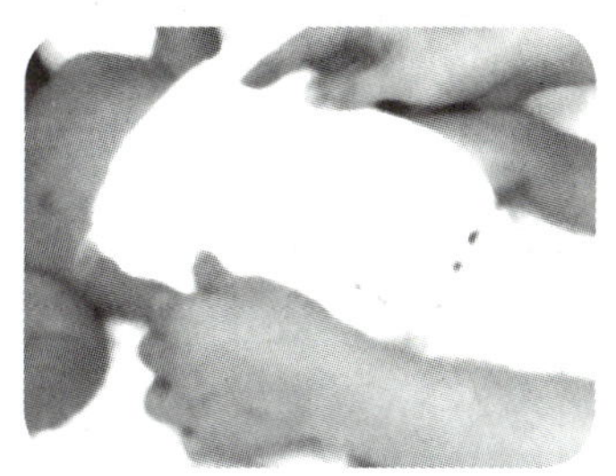

●**包尿布前的准备：**

1.帮宝宝换尿布之前，先洗净宝宝的排泄物，可以用清水清洗，或用湿纸巾擦拭。

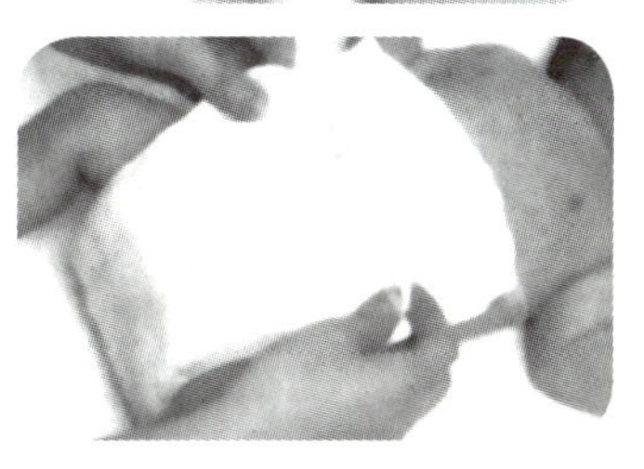

2.擦拭时，应在用湿纸巾擦过之后，再用干纸巾擦一次，以保持宝宝皮肤干燥和清爽。

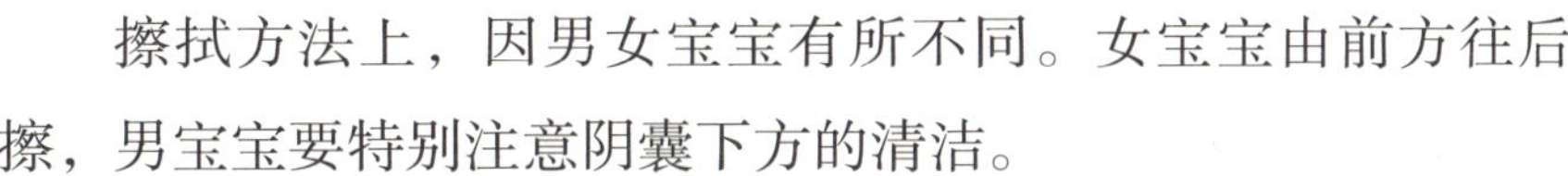

擦拭方法上，因男女宝宝有所不同。女宝宝由前方往后擦，男宝宝要特别注意阴囊下方的清洁。

●**更换布尿布：**

1.折叠和摆好尿布：把尿布的右下角对左上角折叠成三角形。用一只手将宝宝的双脚拉高，并将宝宝的屁股稍稍提高，

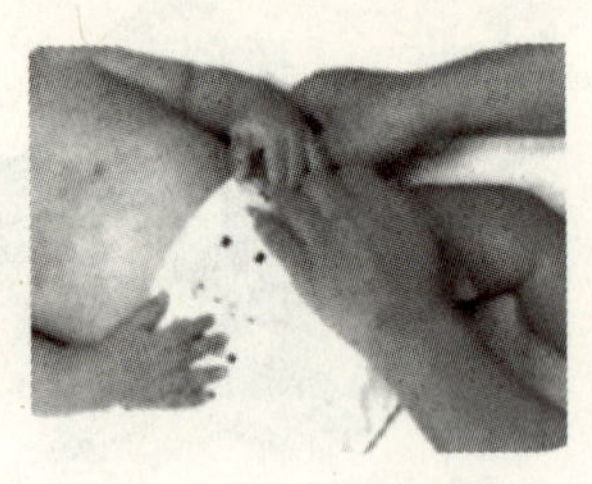
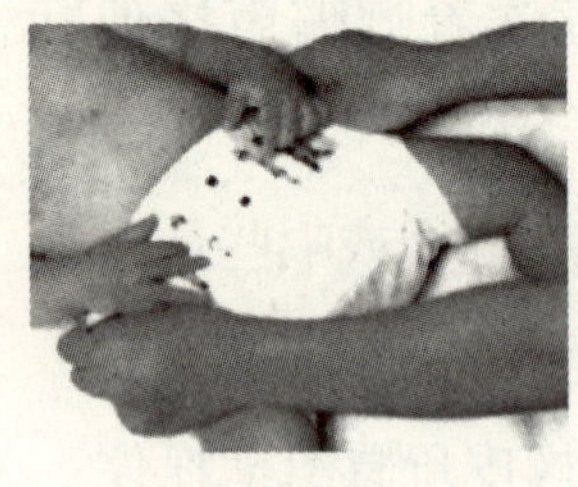
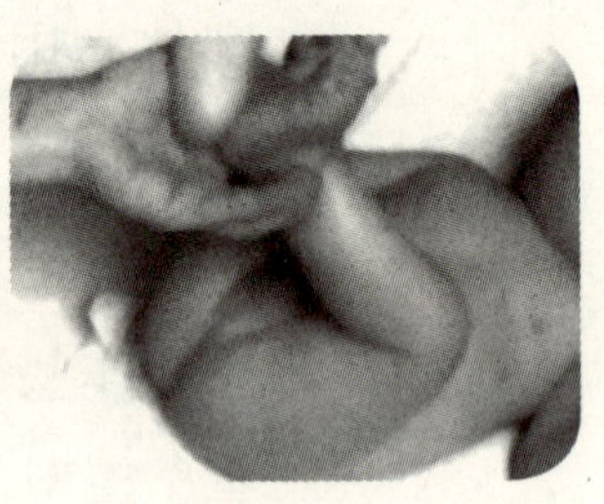

把三角形尿布底边朝上滑入他的屁股下方，尿布底边正好放在他的腰间。

2.固定尿布：先把下方的尿布一角经双腿间带到腹部。

3.轻按着它，将一侧的尿布角摺上，盖在中间这片上，也轻按着。再把另一侧的尿布角也摺上。对于较小的孩子，可用一根别针在中间将尿布固定好；对于较大的孩子使用别针固定在两边。

●**更换纸尿布：**

1.拉开尿布上的粘性搭扣。

2.抬起他的双腿，把尿布滑入屁股下方，尿布的上沿和他

Tips

换尿布的注意事项

1.无论孩子拉屎或撒尿以后，都要为他换尿布。所以给一个新生儿换尿布的次数非常多。

2.要预防孩子不适和皮疹，就要在每天早上他醒来后，每天晚上睡觉前，以及每次喂食后换尿布。

3.一定要找一个安全的地方换尿布，并且将需要的每一件东西都放在旁边举手可得。

4.如果宝宝的脐带还未脱落，包尿布之前，要先将尿布上缘向里反折，以避免宝宝的尿液向上流弄湿脐带。

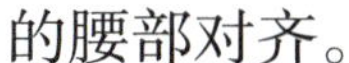

的腰部对齐。

3.把前尿布通过双腿之间摺到前方，平整地铺在孩子肚子上。

4.向两边拉紧前片上沿，把后片尿布从两侧超盖前片尿布，并按上搭扣。注意要保持所有时间尿布都固定得很好。

3 宝宝臀部清洁

每次换尿布时，都要彻底清洁婴儿的臀部，以免婴儿的臀部发红和疼痛。

●对女孩子：

1.你自己先洗手，然后把婴儿放到她的垫子上，解开衣服及尿布。如果她用的是布尿布，用尿布干净的一角擦掉大部分粪便；如果是用纸尿布，打开尿布，用纸巾擦去粪便，把纸巾仍到尿布上。

2.用一只手握住她的双踝部，用一根指头放在两个脚后跟之间抬起她的双腿，在屁股下面垫一张尿布，用一团脱脂棉浸上水或洗液（只蘸一次），清洁外阴所有褶痕里面的脏污，但是不要清洗阴唇里面。

3.再用干净的脱脂棉浸水清洁她的肛门，然后是屁股及大腿。洗毕即拿走脏尿布。

4.清洗的时候注意要由前往后、由内向外擦拭，动作一定要轻柔。

5.洗你自己的手。用卫生纸或纸巾擦干她的尿布区，然后让她光着屁股，玩一会儿，使她的臀部暴露于空气中晾干。然

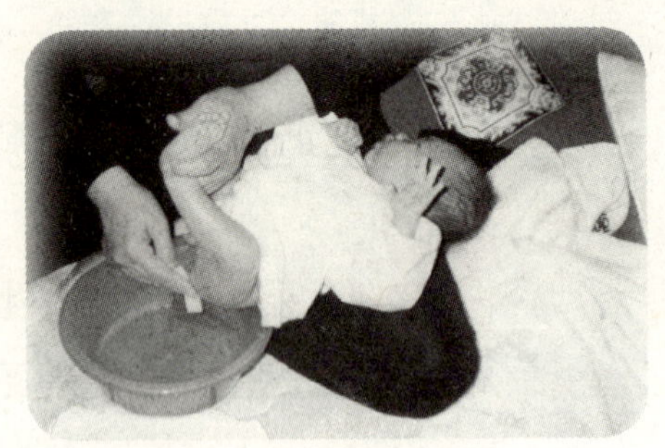

后，在外阴部四周、阴唇及肛门、臀部等处擦上防疹膏，预防尿布疹的发生。

●对男孩子：

男婴的尿可以搞到遍处皆是，因此每次换尿布时要撤底清洁他的臀部，警惕发生臀部肿痛。

1.你自己先洗手。把宝宝放在他的垫子上，解开他的衣服及尿布。男婴常常就在你解开尿布的时候撒尿，因此解开后仍将尿布停留在阴茎处几秒钟。如果用的是布尿布，用尿布干净的一角擦去臀部皮肤上的粪便。如用纸尿布则解开胶纸，用纸巾擦去粪便，扔到尿布上。

2.用干净脱脂棉浸水擦洗，开始时先擦肚子，直到脐部。

3.你的一只手指放在他两踝中间，举起婴儿双腿，用干净脱脂棉浸水彻底清洁大腿根部及阴茎部的皮肤褶皱，由里往外顺着擦拭。

4.当清洁睾丸下面时，用你的手指轻轻将睾丸往上托住。用

Tips

发生尿布疹的注意事项

小宝宝发生尿布疹应注意以下事项：

1.不要用肥皂和水洗皮肤，要用婴儿洗液。

2.避免使用塑料衬裤。

3.可从药房买到专用药霜治疗。如果疹子在两三天内不消除，要请教医生。

干净棉花清洁婴儿睾丸各处，包括阴茎下面，因为那里可能有尿渍或大便。

5.清洁他的阴茎，顺着离开他身体的方向擦拭。不要把包皮往上推，只是清洁阴茎本身。清洁时，如果必要的话，可以用手指轻轻拿着他的阴茎，但小心不要拉扯阴茎皮肤。

6.他大腿根背面也要清洗。清洗完毕即除去脏尿布。

7.洗你自己的手。用纸巾抹干他的尿布区。如果他患有红屁股，让他光着屁股踢一会儿脚，预备些纸巾。如果他撒尿，就可以用预备纸巾。

8.在阴茎以上部位（而不是阴茎上面）、睾丸附近及肛门、臀部上广泛擦上防疹膏。

●防止小宝宝患上尿布疹：

皮肤上的细菌把尿分解成氨，氨能烧伤皮肤。病变程度可从轻度发红到发炎、破溃以及皮肤溃疡。要减少麻烦，尿尿后或大便后尽快换尿布，彻底清洁皮肤褶痕，尽可能多敞开屁股。

Tips

清洗和晾晒尿布

1.清洗尿布一定要用清水多洗几遍，最好是用温热水来清洗尿布。一定要将尿布上的尿液、粪便以及肥皂或洗衣粉中的酸碱成分彻底清除掉。

2.尿布上不管尿多尿少，都不能不洗就放在煤炉、暖气上烘烤或直接在太阳下晒干再用。这是因为沾有尿液的尿布对新生儿臀部皮肤有一定的刺激作用。

3.洗净晒干的尿布，要放在一边以备更换时取用方便。新生儿换上干燥洁净的尿布后，会感到非常舒适。

4 尿布清洗、杀菌消毒

每次更换下来的尿布不要随地乱扔，应放在固定的盆内，积存一定数量后立即清洗。

●清洗：

1.如尿布上仅有尿液，可在热水浸泡后用清水漂洗干净。

2.若有大便，可将尿布上的粪便清除后放入清水中，用碱性小的肥皂或洗衣粉揉搓，洗净后用清水多冲洗几遍。

●杀菌消毒：

尿布洗净后，必须用开水烫一烫，拧干后晾在阳光下晒一晒，以达到杀菌消毒的目的。

5 给宝宝洗脸、洗头

●准备用物：

1.婴儿专用脸盆1个（内置半盆温水，水温38℃～43℃）。

2.柔软棉质小毛巾2条。

3.婴儿洗发香波1瓶。

4.消毒棉棒1包。

5.茶壶1把（内置温水）。

6.干净上衣。

7.其他，如盛污物的小盘、小剪子。

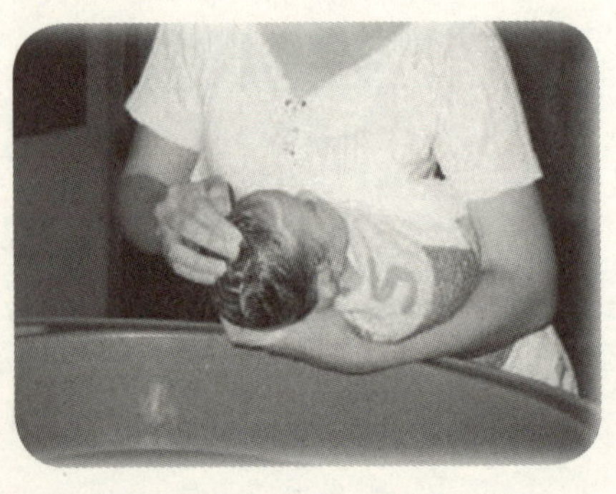

●洗脸、洗头：

1.用左臂抱起新生儿，并用左肘部和腰部夹住孩子的臀部

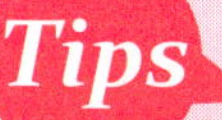

给宝宝做简易清洗

这是一个不需要浴缸、不需要全部脱去衣服，又能清洁他的脸、颈、手和屁股的简单方法。

清洁他的脸颊和颈部：用湿润的棉球擦洗他的脸、下巴以及颈部皱褶，擦去所有的乳汁和唾沫痕迹，然后用软面巾擦干。

清洁他的双手：轻轻掰开他的手指，用湿润的棉球擦洗他双手的前面和后面，以及指与指之间。换一团新棉球擦洗他的手臂。再用软面巾擦干。

清洁他的屁股：取掉尿布。用一团新棉球擦拭生殖器周围。如果他被大便弄得很脏，用棉球蘸婴儿洗液来擦拭。

和双下肢，左手托住头颈部，用拇指和中指压住婴儿双耳，使耳廓盖住外耳道，防止洗脸水进入耳道引起炎症。

2.右手将一块小毛巾沾湿后略挤一下，先由内眼角向外洗眼皮和周围。注意小毛巾擦过一只眼后要换一面擦另一只眼，然后将毛巾在水中清洗一下，再擦前额、面颊部及嘴角，拧干毛巾擦干面部。

3.将婴儿洗发香波倒少许于手中，轻轻在头上揉洗，注意勿流进眼睛里及耳道内。

4.请另一人帮助用小茶壶的温水冲净头发并擦干。

5.用沾湿的小毛巾擦洗颈部、腋下、前臂及手。新生儿双手大多紧紧握拳，如不洗净擦干，掌心皮肤易糜烂。

6.擦干后，换上干净衣服，将婴儿抱起，用消毒棉棒擦净婴儿鼻腔分泌物及外耳道的水渍。注意动作一定要轻柔，棉棒不可探入鼻腔和耳道深处，只在外围处理一下即可。

6 清洗宝宝头皮上的乳痂

婴儿头皮上有一层黄褐色乳痂，需要经常清洗，否则，越积越厚，既不卫生，又不美观。

婴儿头皮乳痂是由头皮皮脂腺的分泌物和脱落的头皮不断堆积而形成的厚痂。

过去，有些旧观念认为，在“天灵盖”上长的是“护身符”，这个地方不能触碰；有些旧习俗称，如果洗掉头皮乳痂，将来婴儿会变成哑巴；还有的家长担心婴儿弱小，洗头后会受凉生病，不敢为婴儿清洗头皮乳痂。实际上，这些看法是没有科学依据的，只要学会正确的清洗方法，不仅不会损伤颅囟、皮肤，反而能起到清洁皮肤、保障婴儿健康的作用。

●物品准备：

1.植物油：为保证植物油的清洁，先将植物油加热消毒，放凉，以备使用。

2.婴儿用毛巾。

Tips 贴心提醒

1.给宝宝清洗头上乳痂时，动作要轻柔，不要用手指甲去硬抠，更不要用梳子去刮，以免损伤头皮而引起感染。

2.颅囟处是可以清洗的，只要动作轻柔，是不会给婴儿带来伤害的。

3.不要用婴儿皂清洗，以免刺激皮肤。

4.清洗后注意用干毛巾将婴儿头部擦干。冬季可在洗后戴上小帽子或用毛巾遮盖头部，防止婴儿受凉。

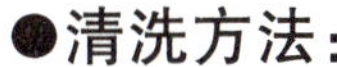

●**清洗方法：**

1.将冷却的清洁植物油涂在头皮乳痂表面，不要将油立即洗掉，滞留数小时后，头皮乳痂会被植物油“闷”得松软，比较薄的头皮乳痂会自然脱落下来，比较厚的头皮乳痂可能需多涂些植物油，多“闷”些时间。

2.当松软没有脱落时，可用小梳子慢慢地轻轻梳一梳，厚的头皮乳痂就会脱落，然后再用婴儿皂和温水洗净头部的油污。

7 宝宝耳内有污水怎么办

足月新生儿耳壳已完全成型，但外耳道相对较狭窄，一旦污水流入耳道深处，极易引起发炎，严重者可致外耳道疖肿。

外耳道发生炎症后，新生儿哭闹不安，夜间也难安睡，抱哄均无效。

●**准备物品：**

1.消毒棉棒1包。

2.盛污物小盘1个。

3.3%双氧水或生理盐水1瓶。

Tips

正确给宝宝滴耳药

1.滴耳药的温度应接近体温（37.7℃为宜）。

2.滴药时一手拉住耳壳向后下方牵引，使外耳道成垂直方向，使药液顺利进入外耳道深部。

3.给新生儿洗头、洗澡或滴眼药时，注意勿使污水、药液等流入耳道深处。一旦发生外耳道炎症，应及时去医院就医。

4.治疗药水。

●**操作步骤：**

1.操作者洗手后，将新生儿侧卧，患耳朝上。

2.用无菌棉棒轻擦外耳道分泌物，必需时用生理盐水或3%双氧水清洗外耳道。左手牵引耳壳，右手以滴瓶或滴管将药液滴入耳道后壁3～5滴，轻压耳屏，使药液沿耳道壁缓缓流入耳内，婴儿保持原位5分钟左右。

8 宝宝眼内进了肥皂水怎么办

如不慎将浴液或肥皂水流入婴儿眼内要进行眼部冲洗。

●**准备物品：**

1.细颈小茶壶1把，内盛适量温开水。

2.消毒棉棒1包。

3.接水脸盆1个。

4.0.25%氯霉素眼药水1支。

5.盛污物小盘1个。

●**冲洗步骤：**需两人协同。

1.一人将婴儿抱好，如冲洗左眼则将婴儿头偏向左侧，头

Tips

冲洗眼部的注意事项

1.进行眼部冲洗时要注意勿将水流入耳道。

2.水温不可过高。

3.冲洗时水压不可过大，水流也不要过快，以免损伤婴儿眼部组织。

下方地上放置脸盆，将婴儿左眼上下眼睑分开。另一人将细颈小茶壶壶嘴离婴儿头部约1～2厘米时，将小茶壶略倾斜，使水缓缓冲向婴儿眼睛。

2.冲洗完毕用消毒棉棒或毛巾吸净眼周水渍。需要时，如法冲洗对侧眼睛。

3.冲毕，双眼各滴0.25%氯霉素眼药水1～2滴。

9 宝宝流汗部位：清清爽爽

小宝宝的活动量不像大人那么多，流汗的情形却颇为惊人，虽然这是新陈代谢的自然现象，但是伴随而来的不舒服感的皮肤问题，往往会影响到宝宝的情绪，以致照顾时特别困难。

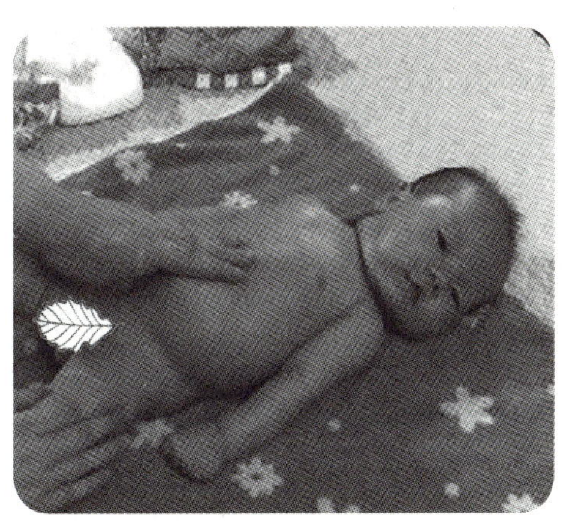

●宝宝容易出汗的部位：

1.头部 2.颈部 3.腋下 4.背部 5.屁股

●宝宝爱流汗的小常识：

1.刚出生1个月大的宝宝新陈代谢快，容易流汗；较大的宝宝多半因为衣服穿得太多、被盖得太厚、天气太热、身体过胖，或是剧烈活动而流汗。

2.婴儿流汗或排泄次数太多，容易产生痱子、斑疹等皮肤病，肌肤敏感的宝宝则会使湿疹情形更为恶化。

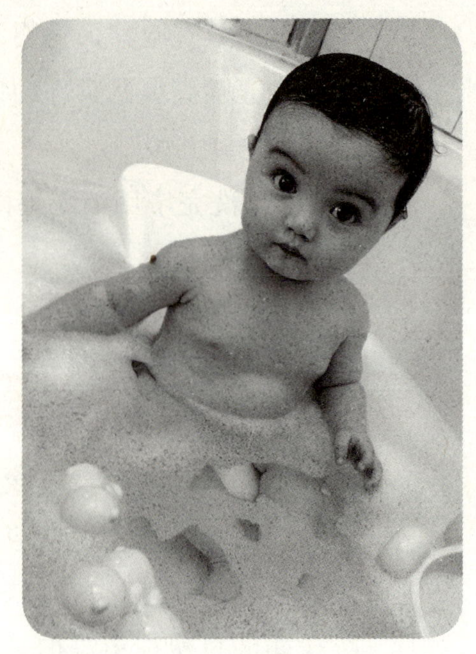

3.汗水的成分包含99%的水分与1%的盐分、尿素、氨基酸、乳酸等，基本上是没有任何味道的，但是如果汗水留在皮肤上超过1小时，就会被细菌利用，产生臭味。

4.汗水流不出来时，体温就会逐渐升高而出现发烧的状况。

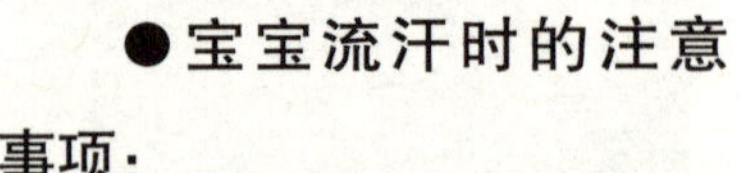

●宝宝流汗时的注意事项：

1.尽量让宝宝穿着棉质、宽松的衣物。

2.注意清洁，流汗多的时候可以增加洗澡次数，并且勤换衣物。

3.宝宝一流汗，就要立刻替他擦拭干净。

4.痱子粉可以帮助宝宝身体干爽，使用时要注意不要靠近宝宝的脸部，以免被吸入。

●保持宝宝流汗部位的清爽：

1.头颈部是最容易出汗的部位，可以使用清水将宝宝的头颈部清洗干净，注意要将颈部皱褶处的汗垢擦掉。接着再用干毛巾擦干。

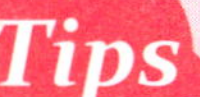

贴心提醒

1.盖被太多、太厚，是造成宝宝流汗、不适的原因，家长应该拿掉过多的盖被，一直到宝宝不再流汗为止。

2.婴儿的衣领如果太紧，会让脖子出汗、瘙痒，此时可以稍微松开宝宝的衣领，让他的脖子透透气。

3.有红屁股问题的宝宝，可以脱掉他的裤子、尿布，让他趴着风干小屁股，下面则垫着尿布，以免宝宝尿尿或排便。

2.腋下也非常容易出汗，可以让宝宝平躺在床上，抬起他的手臂，清洗腋下，并擦干。

3.臀部常常接触到尿液、粪便，必须用清水拍湿宝宝的屁股。然后用手指轻搓大腿、腹股沟等容易沾到尿液、粪便的部位。同时也可以使用湿巾纸，将大腿皱褶处翻开，擦拭干净。屁股夹缝的地方，则由阴囊往下擦拭。

●利用护肤、爽肤产品：

1.使用凡士林或婴儿乳液、婴儿油，抹在宝宝的屁股上。

2.婴儿头部的乳痂会堵住汗腺，使得汗水无法顺利排出，这时可以用凡士林或婴儿油抹在患部，再以清水洗净。

3.使用痱子粉时，应该先将痱子粉倒一点在手上，然后均匀地擦在宝宝背部。

Part 10 月子宝宝："我愿意学习"

婴儿具有伟大素质的天才，其所拥有的潜能远超过我们所能想象的。

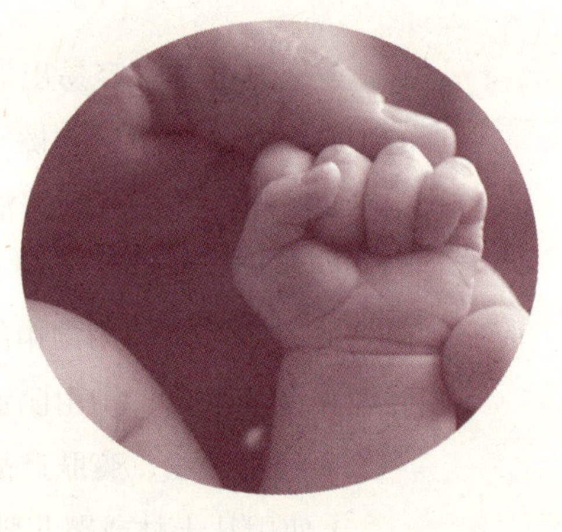

每个孩子都有无穷的潜能，如果父母善加培养，就有出类拔萃的一天。

新生儿到底有多聪明？这是许多父母关心的事，请看：

模仿能力：出生8小时，新生儿就会模仿母亲吐舌头。

声音定向：新生儿在觉醒状态下，用一个小塑料盒内装少量玉米粒或黄豆，在距离新生儿耳旁10～15厘米处轻轻摇动，发出很柔和的格格声，他会转动眼或转动头往发出声音的方向。

注视与追视：新生儿喜欢看东西，特别是颜色鲜艳的东西，如红球或黑白分明的靶心图、条形图、汉字等。他特别喜欢看人脸，尤其是母亲慈爱的笑容。

触、味和嗅觉：新生儿喜欢紧贴着躺在妈妈怀中，当宝宝哭闹时，你把手放在宝宝腹部并轻轻按住两上臂，宝宝就不哭了。新生儿能精细地辨别味道，对于咸、苦、酸会有不愉快的表情。他能区别自己母亲奶垫的气味。在状态良好时，他会凝视对着你笑，吸吮自己的手或抓住谈话人的手。

运动能力：让新生儿趴在床上，用手抵住他的两脚，婴儿可趁势向前爬行（爬行反射）；扶婴儿光脚板直立在床上，他就会一步一步向前走“猫步”（行走反射）；将食指放在新生儿掌心，能立即感到手指被婴儿攥紧（抓握反射）；等等。

大多数类似的潜能并未受到家长的重视而在3～4个月后消失，使孩子失去成为天才的可能。专家认为，幼稚教育从3岁开始已经太晚了。

●我们的建议：

宝宝安静觉醒时，是宝宝大脑状态最好的时候，对各种刺激反应都很敏捷，每天平均40分钟左右。宝宝表现出很安静的样子，眼睛非常有神，而且有光亮。如果妈妈靠近宝宝，宝宝会很专注的凝视着她的脸，并专心听她讲话；给他看色彩艳丽的圆形东西，或者是黑白相间有条纹的东西及图片，宝宝表现出极大的兴趣，目光会追随着这些东西而移动；对声音很敏感，高声调的声音（如妈妈的声音）会马上吸引他，有人在他耳边或耳后轻轻呼唤，也会使宝宝听到并转头寻找。这个时候是开发早期智力和亲子互动的最佳时间。妈妈可在此时积极给予听觉及视觉刺激，和宝宝做游戏、说话，给宝宝喂东西。

Tips

贴心提醒

经常适当地摇抱孩子，不要整日把孩子放在床上不动。

1 瞧，宝宝能抬头了：运动能力训练

●运动能力训练：

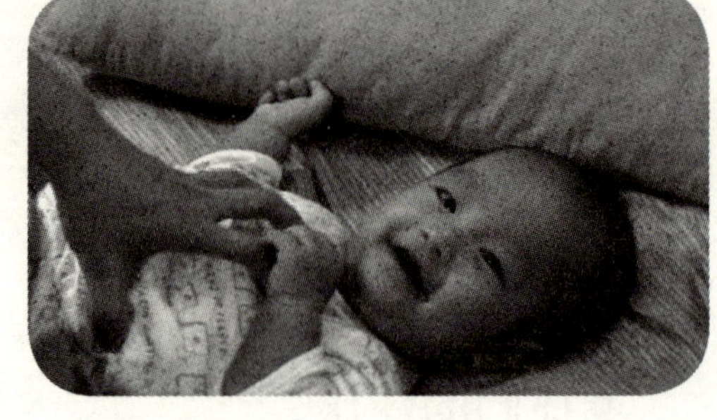

1.每次喂奶后，将孩子竖抱，轻拍背部，预防吐奶，然后扶着他的头部直立几秒钟。

2.孩子空腹时，让孩子趴在床上，逗引他抬头，反复几次。

3.可以把两手放在孩子两侧，用大拇指卡在腋下，其余手指托住头部，把孩子竖起来，让脚底接触桌面，孩子会做出踏步的动作。

4.把手指放到孩子的手掌中，让他紧握，并轻轻地拉。

2 看啊，宝宝盯着玩具：视觉能力训练

●新生儿出生4～10天后：

1.妈妈准备：6只直径5～7厘米的套环（红、橙、黄、绿、蓝、紫）、50～60厘米的轴（轴的粗细正好能将环套进）。

2.灵动训练：宝宝仰卧。妈妈在距离宝宝面部中央50～60厘米处缓缓移动一种颜色的套环（左右移动幅度为5～7厘米，

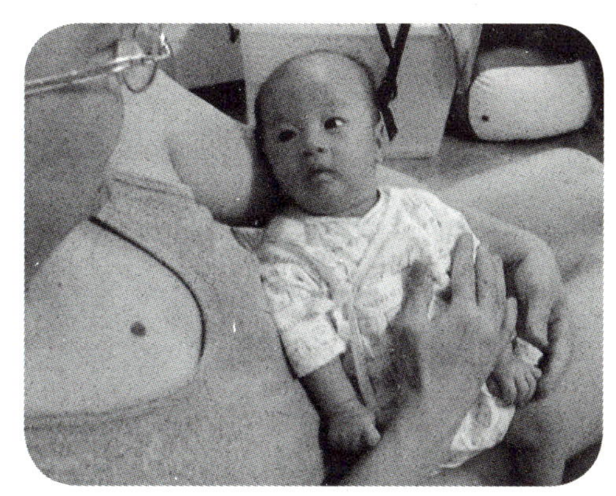

移动频率为1～2次/秒，关键要让宝宝跟上套环移动的速度）。每天可进行1～2次，不可超过2次，每次1～2分钟。

○爱心提示：

将套环套在轴上是为了避免宝宝只注意妈妈的脸而不看玩具，如能克服这一点，用其他材料代替套环也可。不要在睡眠前进行。

●新生儿出生20天后：

1.妈妈准备：不同颜色玩具若干，大小形状尽量近似。

2.灵动训练：在宝宝胸部上方60～70厘米处悬挂任一颜色玩具，成人可将玩具移动、旋转或抖动以引起宝宝注意。当宝宝开始注视时，可记录下其注视的时间。3～4天后如宝宝不再注视该玩具，即可换另一颜色玩具。如此依次替换。

爱心提示：如果宝宝对同一颜色玩具注视时间超过5分钟，一般就不要再进行下去，以免引起视疲劳。

Tips

引导宝宝寻找声源

1.宝宝清醒时，父母可以用音乐盒、摇铃、拨浪鼓等，在宝宝耳边轻轻摇动，引导宝宝转头寻找声源。

2.声音要柔和、动听。

3.每天可训练1～2次，每次时间不要太长。

3 宝宝真能干：语言能力训练

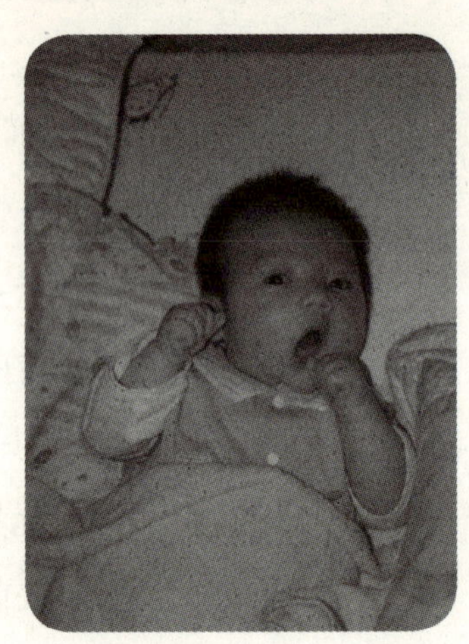

刚生下来的孩子对母亲的声音特别敏感，也特别喜欢听母亲的声音。哭闹时，只要母亲轻轻地哄哄、抱抱就很快能使孩子安静下来，这要归功于“胎教”了。

妈妈与宝宝的接触时间最多，可利用一切机会与宝宝交流：

1.当妈妈喂奶、换尿布或抱起宝宝时，要经常和他说话，并对他微笑，如“宝宝看看妈妈”，“宝宝吃奶”，“宝宝真乖”等。

2.妈妈可以摸摸宝宝的头，轻轻挠挠宝宝的小肚皮，以引起宝宝注意，并逗引他微笑。当婴儿微笑时，要给予夸奖，如“宝宝真能干！”同时妈妈还可以亲吻宝宝。

3.新生儿与人交往的另一个很重要方式就是哭。新生儿哭有很多原因，如饥饿、口渴、尿布湿、冷了、热了等，还有些睡前或睡醒时不明原因的哭闹。妈妈要细心分辨不同的哭声代表宝宝不同的需求，并给予满足。

●我们的建议：

1.成人要利用一切机会与新生儿说话。例如，洗澡时，妈妈说：宝宝，妈妈帮你洗澡啦，你很喜欢的，对不对，不用害怕的；妈妈洗洗你的小鼻子，洗洗小肚皮，洗洗小屁股，洗洗小脚丫。

2.经常抚摸新生儿前额和全身皮肤，经常搂抱孩子。喂奶或换尿布时要感情充沛地望着孩子，不停地说啊说，以满足婴儿心理需求。

4 哈，宝宝手舞足蹈：行为能力训练

在孩子的床头上部，挂一些可以摇动和发出声音的玩具，让孩子四肢随之舞动。

经常在孩子周围走动，让孩子追随你。

定时把大小便，并发出"嗯……"、"嘘……"的声音，形成条件反射。

5 妈妈的好宝宝：心智训练

1.孩子清醒时，父母开亮房间的灯，观察孩子有无眨眼或突然紧闭双眼，避开灯光刺激的反射动作：

正常的生理反射是新生儿会出现眨眼或紧闭双眼等动作。

○爱心提示：

(1)房间内的灯光要柔和，不要太亮，要避免强烈的阳光或灯光直接照射孩子的眼睛。但也不能太暗，必须给孩子提供适量的光线。

(2)使用各种彩色家具，在床头、天花板、墙壁等孩子视觉能够看到的地方，悬挂各种彩色图画。

(3)有条件时，经常变换孩子周围各种物件的位置和内容。

2.孩子在清醒时，父母用手指或橡皮奶头轻轻地分别触摸孩子嘴唇的两边，看孩子的头是否能够随之左右转动：

正常的生理反射是头部能够左右转动。

○**爱心提示：**

孩子清醒时，父母可用干净的橡皮奶头逗引孩子，与孩子玩，诱导孩子转动头部。

3.孩子清醒时，父母逗引孩子，观察孩子的手足是否有兴奋舞动的情况：

正常的生理反射是能够出现兴奋舞动的动作。

○**爱心提示：**

(1)孩子清醒时，父母应该经常用微笑的面孔在孩子面前亲切地说话，逗引孩子。

(2)不要让孩子在清醒时单独一个人在小床上发呆。

(3)不要让小床的栏杆局限住孩子的视野。

(4)抱婴儿到室外看东西，把所看到的东西都讲给婴儿听。

4.将手指或条状小物件放到孩子的手中，看孩子是否能够用力握紧：

正常的生理反射是手能够将物品握紧。

○**爱心提示：**

(1)孩子清醒时，父母要多为孩子提供抓握的玩具。注意玩具的质地不能太硬、太重，也不宜过小。

(2)可以把不同材料做成的织物给孩子触摸，如棉布、丝绸、纱布等，或者海绵、橡皮、塑料纸等。

Part 11 新妈妈育儿经验分享

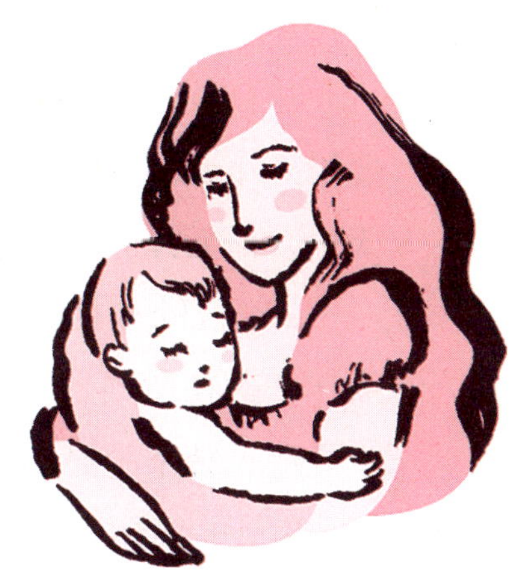

当我给你五颜六色的玩具的时候，我的孩子，我明白了为什么云上水上是这样的色彩缤纷，为什么花朵上染上绚烂颜色的原因了。

当我唱着使你跳舞的时候，我真的知道了为什么树叶儿响着音乐，为什么波浪把它们的合唱的声音送进静听着的大地的心头的原因了。

当我把糖果送到你贪得无厌的双手上的时候，我知道了为什么在花萼里会有蜜，为什么水果里会秘密的充溢了甜汁的原因了。

当我吻着你的脸蛋儿叫你微笑的时候，我的宝贝，我的确明白了在晨光里从天上流下来的是什么样的快乐，而夏天的微风吹拂在我的身体上的又是什么样的爽快。

经验是可以分享的，就像一个快乐给了你、给了他，就可以变成很多个快乐一样。

1 怎样使用婴幼儿保养用品

皮肤是身体与外界接触的第一道防线，拥有健康的皮肤能抵抗外界细菌的入侵。除了选购安全、适合的婴幼儿保养品外，如何适当使用才能产生功效，亦是父母们想要了解的课题。

●我们的建议：

1.了解宝宝的肤质：过敏性皮肤的宝宝在使用保养品上，要格外小心。建议父母可先将保养品涂在宝宝手腕内侧，二三天后，如无红肿现象，再替宝宝擦拭其他部位。

2.部位的选择：使用婴幼儿保养品时，不需从头到脚全身涂抹，擦在适当的位置才是重点。如干燥的皮肤部位，才需抹上乳液；腋下容易出汗、较潮湿，可使用爽身粉。

3.量的使用：视宝宝的需要，适量地涂抹保养品。父母常有："擦得愈多，效果愈佳"的错误观念。其实，使用过多的保养品对宝宝的肌肤无益，也是一种浪费。

4.依季节决定种类：夏季皮肤的皮脂腺分泌旺盛，肌肤容易感到油腻。此时，就不需再涂抹多余的乳液。相对，一到了秋冬之际，皮肤较易干裂，滋润性的保养品则不可缺少。

Tips

选择保养用品

1.选择中性、无刺激、非皂性的清洁用品。
2.润肤产品最好选择不含香料具滋润效果的保养品。
3.婴儿香水一定要选购选择天然、不含酒精、不刺激的。

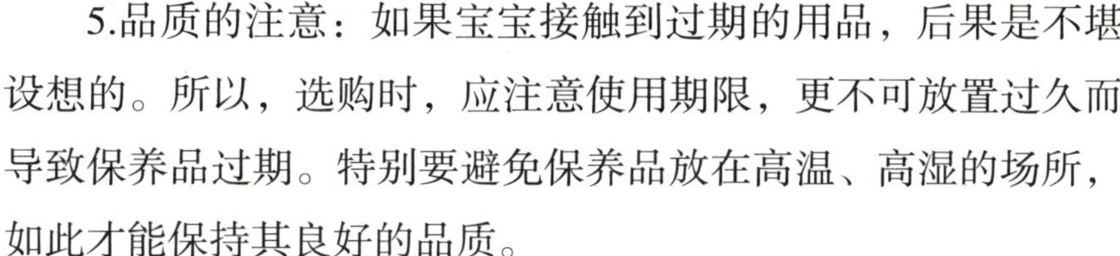

5.品质的注意：如果宝宝接触到过期的用品，后果是不堪设想的。所以，选购时，应注意使用期限，更不可放置过久而导致保养品过期。特别要避免保养品放在高温、高湿的场所，如此才能保持其良好的品质。

6.有些家长担心香水会引起宝宝不适，不妨把婴儿香水拍打在宝宝的衣服上，或将香水瓶口稍微打开，和宝宝衣服放在一起，让衣服自然感染香味。这样，就可避免香水直接接触宝宝细嫩的肌肤了。

2 什么情况下要为新生儿包手包脚

在什么情况下要为新生儿包手包脚呢？大致上可归纳出以下几点：

1.宝宝容易受惊吓、不安或哭闹时。因为宝宝在子宫内四周安静、温暖的环境中蜷伏了十个月，乍然来到陌生的人间，毋宁是一种可怖的经验，所以极容易躁动不安。许多育儿专家相信，用一条大毛巾将宝宝适当的包裹，可以帮助宝宝比较愉快地渡过这段适应期。

Tips 新生儿需要包手包脚吗

多数新生儿触觉发育得相当早，大约在出生后的3个月就能很明显的感受触觉的刺激。当小婴儿被触摸和拥抱时，他会有满足和舒适的感受。对大多数的婴儿而言，裹在毛巾里有时会让他们觉得有安全感，甚至可以止住哭泣。但是在某些情况下，这种束缚反而让他们感到不自在。所以新生儿最好不要包手包脚。

2.帮助宝宝睡得安稳。因为包裹后，宝宝手脚较不会乱动。

3.帮助宝宝保温。因为新生儿的体温调节功能尚未成熟，且体表面积相对较大，极容易散失体温，所以需要加以适当包裹保温。

4.较好的神经肌肉发展。包裹比未包裹的宝宝较少受到身体上的冲击，且有较好的运动统合能力；而在极低体重早产儿的研究显示，包裹对宝宝的神经肌肉发育有明显且有意义的帮助。

●不适当的包裹有哪些负面影响?

虽然说包裹新生儿有以上种种的好处和需要，但不适当的包裹也可能带给宝宝负面的影响。

1. 体温过热。

2. “口欲期”被剥夺。

3. “婴儿猝死症”的危险性可能增加。

3 哺乳有个母子“磨合期”

吃得好，才能睡得香。母乳喂养的作用毋庸置疑。但是，母乳喂养并不是一开始就能顺顺利利，要经过一段母子磨合期。

●喂母乳时可能遇到的一些问题：

1.吃母奶对新生儿而言是件费力的工作，俗语说“使出吃奶的劲来”，确实是这样。这时的妈妈刚刚在产后恢复期，较平时虚弱，又没有喂哺技巧，有一个学习与适应的自然过程。一顿奶喂下来，妈妈与宝宝都累得够呛。新妈妈不必着急，也不要轻易给自己下不易哺乳的结论。

Tips

增加母乳的方法

1.哺乳时来点美妙的轻音乐，能有利于妈妈分泌乳汁，也令宝宝胃口更好。

2.新妈妈要根据自己的情况，适当地多喝营养汤，老母鸡汤、鲫鱼汤、猪爪汤、排骨汤都不错。

3.妈妈要增加热量摄入时，鸡蛋面条、红枣小米粥是不错的选择。

4.新鲜水果是适合所有人的推荐，也可补充些核桃之类坚果。

2.有的妈妈即使乳头条件不太好，短小、凹陷，或皲裂、受损，也应该坚持哺乳，过一段时间有可能改善，也可使用一种硅胶乳头护罩来保护双乳。等最初的一些困难被克服后，妈妈和宝宝就能一起享受难得的美妙时光了。

4 爽身粉莫乱用

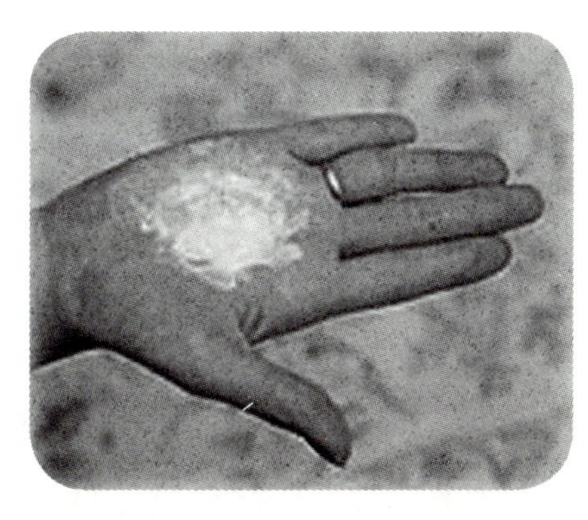

爽身粉的主要成分是滑石粉，孩子洗完澡后，妈妈爱给宝宝涂上一些爽身粉，特别是在炎热的夏季。

由于爽身粉的颗粒很小，在往女孩的下腹部、臀部及大腿内侧等处涂擦时，粉尘极易通过外阴进入阴道深处。所以最好不要将爽身粉扑在女婴的这些部位。据调查表明，女性长期使用爽身粉，卵巢癌的发病危险增加3.88倍。

另外，使用爽身粉时，注意不要靠近宝宝的脸部，以免被吸入。

5 新生儿满月剃不剃头

孩子满月时要不要剃头？剃过头后头发是否会长得浓密一些和硬一些？

相传，给婴儿剃个满月头，用剃刀刮净胎毛，可以使以后的头发增多、变粗。其实孩子头发多少、软硬和遗传因素有关，和剃不剃头根本没有关系。

1.从头发的结构来看，露出皮肤表面部分叫毛干，埋在皮肤里面的叫毛根，毛干和毛根都是已经角化了的、没有生命活力的物质。而位于毛根下端、真皮深处的“毛球”，内含毛母质细胞，它才有生长毛发的能力。所以，不管是剃、刮、修剪，还是拔除，去除的只是已经角化了的、没有生命活力的那一部分毛发，影响不了它本身的生长。因此，给新生儿剃满月头是不可能改变头发的数量，使之变得浓、密、黑的。

2.用锋利的剃刀刮光胎发时，毛乳头、皮肤在锋刀之下可能

Tips

贴心提醒

1.新生儿满月最好不剃头。

2.如果头发长了，可用干净的剪刀或推子剪短就行了。

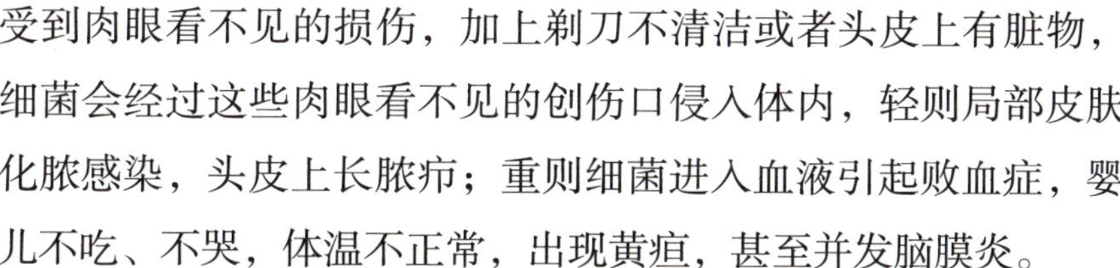

受到肉眼看不见的损伤，加上剃刀不清洁或者头皮上有脏物，细菌会经过这些肉眼看不见的创伤口侵入体内，轻则局部皮肤化脓感染，头皮上长脓疖；重则细菌进入血液引起败血症，婴儿不吃、不哭，体温不正常，出现黄疸，甚至并发脑膜炎。

6 新生儿光头要不要医治

有的新生儿出生后，头皮光秃秃的，稀稀拉拉长着几根又黄又软的头发。家人不免为此遗憾，到处打听“治疗”方法。其实，完全不用遗憾，更不用治疗，这是正常的现象。

“童秃”只是暂时现象，是发育中的正常变化。到1岁左右头发逐渐长出，2岁的时候，头发就和一般宝宝一样浓密，以后也不会出现反复而脱落。

7 新生儿拍照勿用闪光灯

眼科专家指出，新生儿的眼球尚未发育成熟，强烈的光线刺激会影响他们眼球的发育。因此，给婴儿拍照，最好利用柔和的自然光线，也要避免强烈的太阳光，更不能用闪光灯。

Tips

护理宝宝的头发

1.千万不要给“童秃”新生儿涂抹各种生发水。

2.要经常给宝宝洗头。洗发时选用婴儿肥皂，同时轻轻按摩头皮，但不要揉搓头发，防止头发纠缠到一起。再用清水轻轻冲洗干净。

3.充足和全面的营养、经常的阳光照射和新鲜空气对婴儿身体发育有利，对头发生长也有好处。

8 新生儿为什么不能睡电褥子

新生儿很怕冷，因此一些家长在冬天会用电褥子给宝宝取暖。但是电褥子存在许多隐患，如果它的温度没有自动控温装置，一旦忘记关掉电源，就会使新生儿的身体过度受热。而新生儿的体温调节能力很差，在高温下会使宝宝的身体丢失过多的水分，严重的会造成脱水热、高钠血症、呼吸暂停等。

另外，新生儿随时会排尿，如果父母不及时更换尿布，尿液浸湿电褥子，还可能造成漏电，对宝宝的伤害不可估量。

建议父母用热水袋给新生儿保温。

9 新生儿戴手套害处多

许多家长疼爱自己的新生宝宝，看到孩子的小手在无目的地抓摸，很担心他们会把脸抓伤。一些家长不敢为新生儿修剪指甲，就给孩子戴上一双手套。其实，戴手套束缚了孩子的双手，使手指活动受到限制，不利于宝宝触觉发育。

●我们的建议：

1.考虑到新生儿手指发育和安全，家长不宜给新生儿戴手套。

Tips

戴手套的害处

毛巾手套或用其他棉织品做的手套，如里面的线头脱落，很容易缠住孩子的手指，影响手指局部血液循环，如发现不及时，有可能引起新生儿手指坏死。

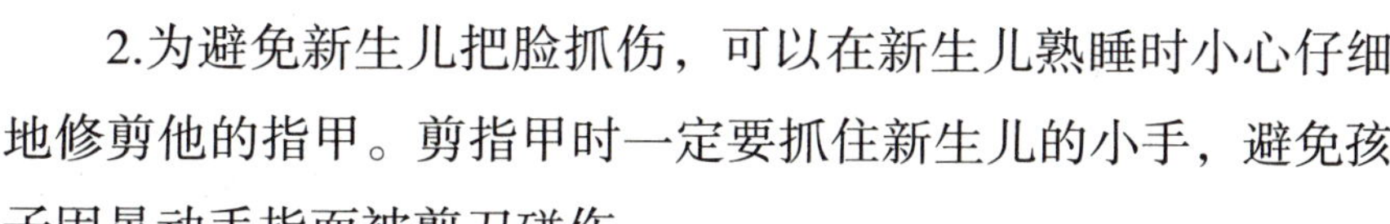

2.为避免新生儿把脸抓伤，可以在新生儿熟睡时小心仔细地修剪他的指甲。剪指甲时一定要抓住新生儿的小手，避免孩子因晃动手指而被剪刀碰伤。

3.指甲不要剪得过短，以免损伤甲床。

10 宝宝防蚊最好用蚊帐

天气渐热，蚊虫开始增多，婴幼儿被蚊虫叮咬后，影响睡眠，也极易受传染病的侵袭。所以，婴儿避免蚊虫的叮咬是很重要的。

●关于蚊香：

蚊香的主要成分是杀虫刈，通常是除虫菊酯类，其毒性较小。但如果使用不当，就可能发生意想不到的事情，甚至使宝宝昏迷。因此，一般情况下，婴幼儿房间不宜用蚊香。

●夏季为宝宝驱蚊的问题：

宝宝房间不要用蚊香，可在宝宝起居室安装纱门和纱窗，或在床上放置蚊帐。

Tips

贴心提醒

1.如果婴儿房间使用电蚊香，尽量放在通风良好的地方，不要长时间应用。

2.婴儿房间禁止喷洒杀虫剂。

3.宝宝被蚊虫叮咬后会自己抓挠皮肤，如挠破皮肤可引起感染，家长要密切注意。

11 冬季怎样照顾新生宝宝

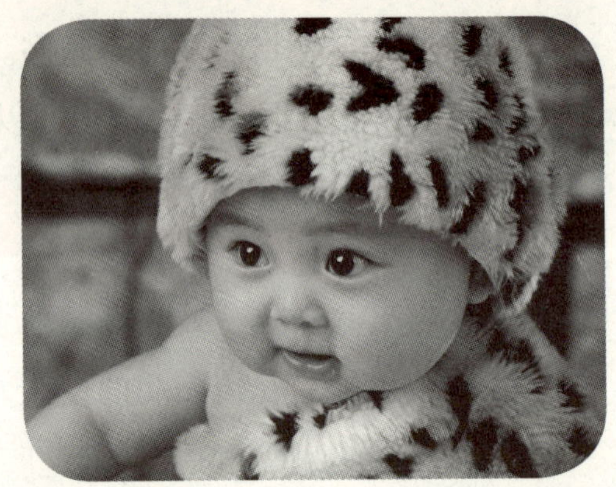

冬季来临，宝宝可能出现打喷嚏、咳嗽、流鼻水、鼻塞、发烧、哮喘、呼吸困难等。为了预防这些疾病的产生，向你们介绍一些冬季育儿诀窍。

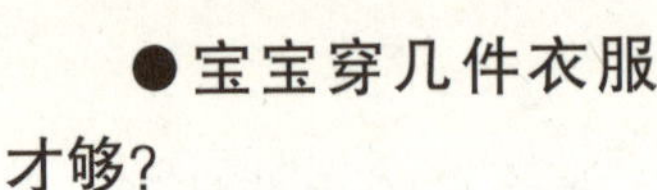

●宝宝穿几件衣服才够?

婴儿的体温比大人体温高，冬天的衣服穿著原则是：比大人多一件。

建议室内温度维持在25℃～28℃，这样宝宝穿着薄薄的棉衣、内有一件细薄的小棉毛衫即可。

盖被子（或包裹时）不要太紧太严，要宽松、适当，留有余地。

●怎么判断温度对婴儿不适宜了?

宝宝的体温应在37℃左右，如果体温超过37.5℃，接近38℃，最大的可能性是室温过高或穿着过多、包裹过严。最好的做法是松散婴儿的包裹。

体温过高意味着婴儿缺水，应及时喂水。

假如温度半小时以后仍然不退，可能是发烧了，应及时就医。

●天气寒冷，能不能减少洗澡的次数?

洗澡是新生儿不可缺少的“运动”项目。可适当升高室内温度后再给新生儿洗澡，洗澡动作要快，时间要短，水要准备多些，水温在40℃上下（37℃～43℃），10分钟以内洗完，迅速擦干、穿衣，一般不会出问题。

新生儿皮肤娇嫩，尤其皱褶部位容易出现糜烂、炎症，即使不能保证洗澡，也应该给婴儿分上半身、下半身地擦身；特别是使用“尿不湿”的婴儿，要及时洗屁股。

●母亲和婴儿居住的房间要保证“密不透风”吗？

刚好相反。新鲜的空气对母亲和新生儿是很重要的。每天应定时开窗，只要避免对流风即可。否则，小环境的空气污浊对母婴健康不利。

不要在婴儿居住的房间内吸烟，否则容易引起新生儿呼吸道疾病。

●饮食上有什么需要注意的吗？

冬天喂养新生儿，更看出母乳的重要。因为冬天正是呼吸道感染等各种疾病的多发病时期，而母乳中含有的抗体能帮助婴儿减少生病的可能。有条件的妈妈，一定要坚持给宝宝哺喂母乳。

12 夏季怎样照顾新生宝宝

夏天出生的婴儿，虽有利于生长发育，但赤日炎炎，给这些“嫩芽”也带来了很大的威胁。俗语说得好：“育儿、唱戏，唯恐夏冬二季”。

●夏季出生的婴儿怎样抚育呢？

1.尽量母乳喂养。

2.合理穿衣：天气炎热，不能给孩子穿过多的衣服。给孩

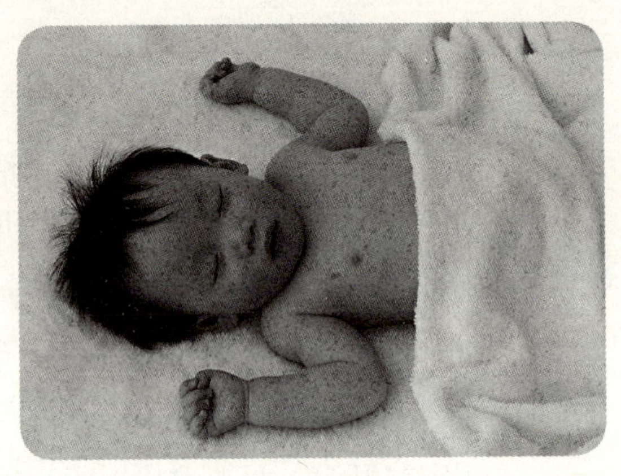

子穿薄薄的单衣裤就行了，不必穿袜子。也不要让婴儿全裸身子，以防婴儿稚嫩的皮肤受损伤。

3.充足睡眠：让孩子睡在房间最凉爽的地方，但不要让孩子直接吹风或吹电扇。不太热时，盖一条枕巾；太热时，穿薄衣裤睡就行了。还要挂上小蚊帐，以免蚊虫的侵袭。常给孩子变换睡的姿势，以免婴儿身体某一部位因长时间贴在床上不通风而生痱子。

4.勤洗澡：一日洗澡2～3次是必要的。洗澡水的温度应在37℃左右。

5.适宜的温、湿度：房间要保持空气流通，不要关闭门窗。有空调的家庭，可将婴儿房间温度控制在22℃；如果是早产儿，室温要提高到24℃～26℃。室内湿度应为55%～70%。

6.注意体温的变化：新生儿体温往往随外界气温高而升高，有时高达40℃。此时要让孩子频繁吸母乳，以增加水分的

Tips

贴心提醒

1.夏天注意防蚊虫叮咬宝宝。

2.大量出汗后，要保持皮肤清洁、干爽。

3.尽量不要怀抱宝宝，以免将大人的体温传递给宝宝。

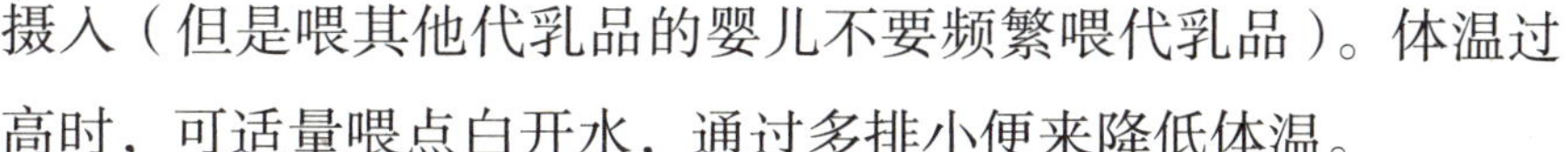

摄入（但是喂其他代乳品的婴儿不要频繁喂代乳品）。体温过高时，可适量喂点白开水，通过多排小便来降低体温。

7.注意脐部清洁干燥。

13 不要让意外发生在新生儿身上

一点小小的疏忽，可能酿成一生的遗憾，这是经常发生的事情。

●我们的建议：

1.卧床喂奶的母亲睡着了，乳房很可能堵住了新生儿口鼻，使他不能呼吸，最后因缺氧窒息而死亡。所以，卧床哺乳，母亲一定注意不能睡觉。

2.新生儿吐奶，呕吐物容易吸入气管内，引起咳呛及新生儿吸入性肺炎，重者可窒息死亡。所以，新生儿睡眠应侧卧，并应在吃奶后抱起轻轻拍背，让他打嗝排出吸入的空气，可减少呕吐。

3.使用热水袋给新生儿保暖，应防止由于未拧紧盖子，热水流出烫伤他的皮肤，或由于热水袋温度太高，离新生儿太近而烫伤他。所以，暖水袋中的热水温度不应高于60℃，并在热水袋的外面包上毛巾、布垫之类物品。

4.采用大灯泡或红外线灯照射臀部治疗红臀时，若灯光太热，照射距离太近，照射时间过长，易引起局部充血、起泡，严重者脱皮、坏死。所以，照射时，家长一定要守候在旁，照光不要太近，并要不断地移动光圈。照射时常用手试照，以免过热。

Part 12 全力关注宝宝的健康

孩子，你让我懂得孕育一个生命得付出多少心血；你让我以更平和的心态去面对这尘世上的功名利禄，还有这世上的生老病死。因为，我知道，再没有什么比生命本身更值得人去关注，更值得人去付出。因此，妈妈会全力关注你的健康，这里还为你准备了一个小药箱，但愿这个小药箱永远只是一个摆设！

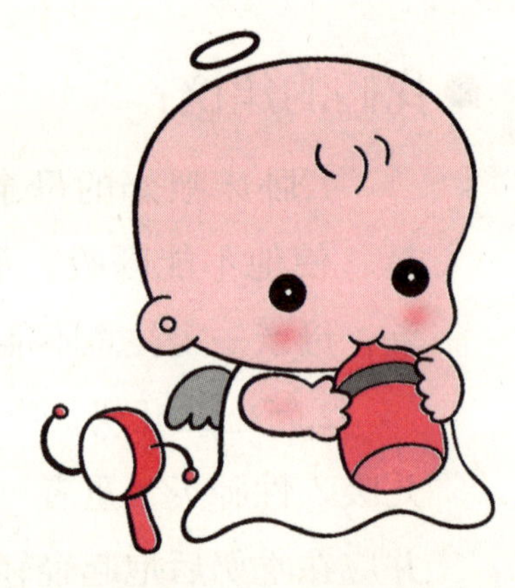

宝宝生理上正常、异常的表征，以及宝宝的表现所代表的意义，对许多新手爸妈而言，都是一个个难解的“结”。

为了更好地呵护宝宝的健康，为了避免遇到异常情况时出现不知所措，新手爸妈掌握一些应对各种情况的技能和知识，是很有必要的。

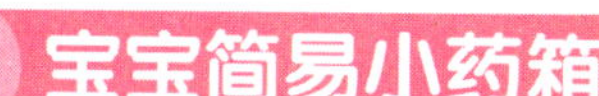

1 宝宝简易小药箱

宝宝的出世，给爸爸妈妈带来许多从未体验过的快乐，同时也给爸爸妈妈增加了许多额外的功课。

宝宝的健康当然是第一要事。宝宝稍有不适，许多爸妈便心急如焚，不知所措，抱起孩子就奔医院。结果常常是虚惊一场，拿点小药回来了事。如果家里为宝宝准备一个小药箱，就方便多了。比如常见的着凉感冒，小药箱就可以搞定。如果遇到其他不适，那就先到医院就诊，在医生的指导下用药。

简易小药箱中一般都有哪些东西呢？

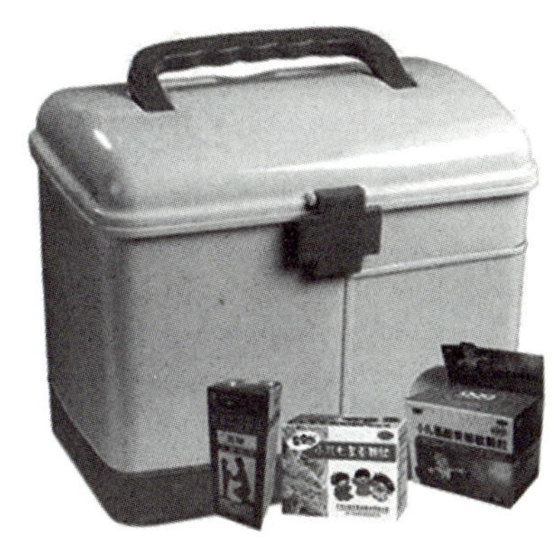

●测量体温的用具：

1.标准口表、肛表、玻璃体温计（测腋窝温度）、数字体温计、耳式体温计等。

2.一个凡士林小盒，润滑肛表用。

●外用药物：

1.消毒纱布5～10块，消毒干棉球、棉签10只，绷带2卷，胶布1小卷，用于包扎伤口用。

2.碘酊（碘酒）和70%或75%酒精各1小瓶（30毫升），用于皮肤消毒。

3.金霉素眼膏1支，涂眼睛或皮肤小伤口用。

4.硝酸软膏，小儿患尿布湿疹或臀红时使用。

5.护伤胶布3～4包，用于保护小伤口。

6.柔和的肥皂液（成人用的洗手液和消毒液不适合宝宝娇嫩的肌肤）。

7.2%过氧化氢（双氧水），清洗伤口用。

8.其他：如创口贴、止血剂（像云南白药）、烫伤药膏等以及防蚊虫叮咬药和止痒药（止痒药可能是含有肾上腺皮质激素的软膏，使用时一定要征得医生同意）。

●**内服药物：**

1.退热药。6个月以内的婴儿尽量不用口服退热药，以物理降温为主。6个月以上的小儿发热，可选用小儿鲁米那、小儿退热口服液、泰诺口服液、小儿APC、小儿速效感冒片等。3岁以上小儿发热，若服药困难或呕吐，可用小儿退热栓，肛门塞入。6岁以上小儿可选用扑热息痛。

2.腹泻药。宝宝的腹泻大多为非感染性的消化不良所致，所以可备一些止泻药，如思密达、小儿泻速停、乳酶生。同时应备一些口服补液盐，腹泻时可及时口服补液。

3.咳嗽药。如宝宝平时容易咳嗽，可备一些复方甘草片、甘草合剂、急支糖浆、伤风止咳糖浆、小儿咳喘灵、小儿止咳

Tips

小秘密

新生儿与6个月以上的婴儿相比，不容易生病，因为他们与外界接触的机会较少，而且身体里还有从妈妈身体里带来的抗体。但肠胃疾病及一般的皮肤护理是需要关注的。

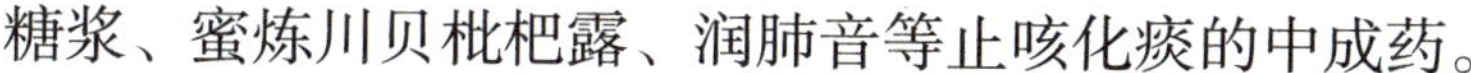

糖浆、蜜炼川贝枇杷露、润肺音等止咳化痰的中成药。

4.感冒药。可选用小儿板蓝根冲剂、双黄连冲剂、金银花口服液、紫胡口服液、清开灵口服液、臣功再欣、小儿速效感冒片等。

5.止痛药。应备莨菪片，治疗痉挛性肠绞痛。

6.消炎药。阿莫西林粉剂、强必林、罗红霉素、美欧卡等。7岁以下儿童一般不能使用四环素和土霉素。消炎药必须在医生指导下使用，不可滥用，避免某些抗生素带来的毒副作用。

7.便秘药。开塞露，临时解决小儿因大便干燥导致的排便不畅。如宝宝经常便秘，也可备小儿牛黄片或小儿牛黄散。

8.维生素及营养制剂。对于3～4个月的婴儿来说，会出现生理性贫血，此时只需补充一点铁剂，1～2个月后就可恢复。对于轻度的缺钙，不必急于补充钙剂，可让孩子晒晒太阳及补充适量维生素D，让钙质储存于骨头内。

●**工具：**

1.一本急救指南。

2.一个用来检查眼睛耳朵、鼻子和咽喉的小手电筒。

3.一个能装热水的瓶子、冰袋。

Tips

关于宝宝药箱的说明

1.小药箱只是为了暂时应急，宝宝真的生病了，还是上医院治疗最为安全。

2.定期（6个月）检查药物的有效期，及时更换已过期的药物。

3.药箱应放置在阴凉地方。

4.自行用药时，必须按说明书使用。

4.用来夹取碎片的小镊子。

5.一把锐利的剪刀和一把安全一些的指甲刀。

6.安全别针。

●我们的建议：

1.可根据宝宝经常出现的疾病，准备相应的药物。

2.最好准备一张记录着如下信息的卡片：急救电话、附近医院和药房的电话。

3.内服药和外用药必须分开存放。如果宝宝长大了，药箱或抽屉就必须上锁，以免宝宝错拿误服。

4.最好准备一瓶催吐剂，可以在宝宝误时毒物时用来催吐。

5.不同的药品不能存放一起，应当放在不同的瓶子当中，旋紧瓶盖。如果瓶子没有标签，就自己用胶布制作一个，注明药品的名称和用量。

Tips

使用紫药水的注意事项

1.新近研究表明，紫药水有极强的致癌性，是一种潜在的致癌剂，最好不给宝宝使用紫药水。

2.如果要使用紫药水，也只能用于局部未破损的皮肤，严禁涂抹于破损的皮肤伤口上及口腔、肛门、尿路等黏膜处。并严禁内服，以防诱发癌症的危险。

3.不要在宝宝的眼睛附近涂用紫药水。

4.目前上海已研制成功一种无色、无味、广谱杀菌的生物制剂“白药水”，可以取代传统的药用红药水、紫药水。

2 怎样使用紫药水

紫药水也叫龙胆紫或甲紫，是由龙胆紫和水配成的1%～2%的溶液，呈深紫色，是一种常用的皮肤、黏膜消毒防腐剂。

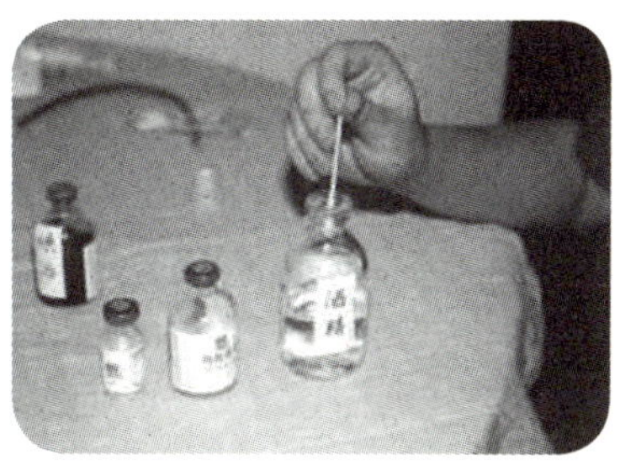

●我们的建议：

1.紫药水杀菌力强，有较好的消炎作用，还有收敛作用，临床上常外用于皮肤和黏膜的擦伤、感染、溃疡等。

2.涂抹紫药水时，以棉签涂拭为宜。

3.紫药水不能放在日光直接照射的地方，不用时应注意把药瓶盖拧紧，以免药物变质。

4.紫药水不能与红药水（红汞）或碘酊（碘酒）一起使用，即涂擦过碘酊或红药水的创面不应再涂抹紫药水。

3 怎样使用酒精

医用酒精的浓度一般是75%。关于酒精的用途主要有以下几点：

1.酒精是最有效的皮肤消毒剂之一，医院里的一些操作，如肌内注射、静脉注射、静脉取血都需酒精消毒皮肤。

2.家庭里酒精多数用于皮肤感染，如小疖肿、脓疱病等，用酒精涂擦，可起到杀菌消炎作用。

3.经稀释后的酒精可以用来进行酒精擦浴，对帮助发热的小儿退热有一定功效。

4.酒精容易挥发，应用瓶装加盖保存。

4 怎样使用碘酒

碘酒是由碘化钾溶入酒精配制而成的。专家认为，碘剂应该取代红药水、紫药水。碘酒和酒精一样是良好的皮肤消毒剂，具有杀菌、抑制细菌生长的作用。

●我们的建议：

1.碘酒的应用范围与酒精一样，但对皮肤的刺激大。涂搽已破的伤口，会引起强烈的疼痛。

2.皮肤外伤未破裂及毛囊炎时，涂抹碘酒有消毒、阻止毛细血管出血、消肿、杀菌的作用。

3.对眼及口腔等黏膜娇嫩的部位，不要直接涂擦碘酒。患有化脓性皮肤病时，也不宜涂擦碘酒。

4.碘酒的化学成分不稳定，必须保存在加盖的深色小瓶内，并应放在阴暗处。

5.1岁以内的小儿用1%的碘酒。

Tips 使用碘酒的注意事项

1.碘酒对人的毒性和过敏性极小。

2.对碘敏感的人不可涂擦碘酒，防止发生过敏反应。

3.碘酒对皮肤的刺激较大，新生儿要慎重使用。如使用碘酒，要及时用酒精擦去碘酒，否则，碘的刺激作用可能会引起新生儿皮肤起泡、脱皮和发生炎症，个别严重的还会出现发热、皮疹等过敏反应。

4.对儿童，可换用刺激性较小的碘甘油或碘伏等其他碘剂。

5.使用碘酒时，不可同时用红药水、紫药水。

5 怎样给新生儿喂药

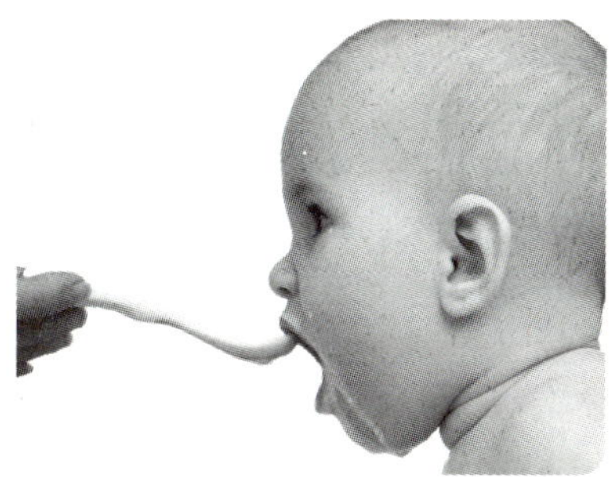

新生儿味觉反射尚未成熟，对吃进的各种饮食的味道不太敏感，所以，给新生儿喂药比给大一点儿的孩子喂药容易。

●**喂药方法：**

1.新生儿病情较轻时，可将小儿头和手固定，然后用小匙将药液放到舌根部，使之自然吞下。切勿捏鼻灌药，以防呛入气管而发生呛咳、窒息。也可使用奶瓶让婴儿自己吸吮而服下，但要注意把沾在奶瓶上的药液用少许开水涮净服用，否则无法保证足够的药量。

2.患儿病情较重时，可用滴管或塑料软管吸满药液后，将管口放在患儿口腔颊黏膜和牙床间慢慢滴入，并要按吞咽的速度进行。第一管药服后再喂第二管。如果发生呛咳应立即停止挤滴，并抱起患儿轻轻拍后背，严防药液呛入气管。

●我们的建议：

1.一般糖浆、冲剂、散剂较适合于婴儿服用。糖浆和冲剂可按照医生交待的方法或说明书上的方法直接喂服。喂服散剂前，先用少量温开水将药溶解后再喂。若药为片剂，先用干净的纸将药包好，再用擀面杖将药研碎成散剂。易溶解的片剂也可用温开水将药溶解后再喂。

2.喂药后可喂少量白开水将口中残留的药冲下去，但服止咳糖浆后不要立即喂水，因为留在口腔和咽部的药可以缓和刺激，

减轻咳嗽。

3.如药液过浓、过苦，可适当加一些水使浓度小一些，或适当加些白糖，这样有利于宝宝服药。

4.喂中药汤剂时，煎的药量要少些，以半茶盅为宜。一日可分3～6次喂完，加糖调匀后倒入奶瓶喂用，注意中药宜温服。

6 新生儿用药注意什么

新生儿的生理特点和儿童不一样，更与成人不同。新生儿用药必须谨慎又谨慎，否则会造成一些意想不到的问题。

●我们的建议：

1.及时给药：新生儿免疫力低，往往起病急，变化快，因此确诊后，应及时服药，不可耽误。

2.谨慎给药：新生儿肝排毒功能不健全，因此用药稍过量就会引起新生儿中毒。

3.慎用外用药：鼻眼净（萘唑啉）会引起新生儿昏迷、呼吸骤停、肌肉松弛等；大面积涂抹激素类皮炎软膏，会引起新生儿全身水肿。

4.注意剂型的使用：新生儿不宜用丸、片、膏等剂型。应研细后配成液体口服。

Tips

贴心提醒

1.千万不要随便给新生儿用药，最好按医生嘱咐用药。

2.不要套用儿童的用药数量、方式、方法给新生儿施药。

5.次数：应按千克体重计算出每日应给的药量，然后分次给药。

6.巩固：病愈后，还要按医生嘱咐坚持用药，防止复发。

●新生儿不宜使用下列药物：

1.四环素族药物：该药物较易沉积于骨组织中，阻碍骨骼的发育。

2.卡那霉素、庆大霉素：治疗不要超过10天，以免损伤听神经及肾功能。

3.链霉素：对听神经亦有影响，对肾脏也不利。

4.氯霉素：可抑制骨髓，并发灰白色综合征。

5.维生素K_4和维生素K_3、磺胺类药物、新生霉素、三乙酰竹桃霉素等：易引起新生儿黄疸。

6.杜冷丁、吗啡、可待因：敏感者易引起中毒，应慎重使用。

7.红霉素：给新生儿应用红霉素会增高肥厚性胃幽门狭窄的发病率，应慎重使用。

7 新生儿预防接种疫苗

做妈妈的，无不希望自己的宝宝在今后的人生道路上无病无灾。为了预防疾病，妈妈要注意及时给宝宝接种疫苗。对新生儿来说，接种卡介苗是必须的，乙肝疫苗可视情况选择。

●卡介苗：

新生儿在出生后6小时内就可以接种卡介苗(预防肺结核)，早产儿、难产、先天畸形、发热、腹泻及严重湿疹者暂不接种卡介苗。

●乙肝疫苗：

如果婴儿父母患乙型肝炎，婴儿出生后1天内应肌注乙肝疫苗。乙肝疫苗以后在1个月和6个月时再各肌注复种1次。

宝宝预防接种程序表

年龄	疫苗名称									
	卡介苗	乙肝疫苗	脊髓灰质炎疫苗	百白破三联疫苗	麻疹疫苗	风疹疫苗△	流行性腮腺炎疫苗△	麻风腮三联疫苗△	乙脑疫苗	流脑疫苗
出生时										
1月龄										
2月龄										
3月龄										
4月龄										
5月龄										
6月龄										
8月龄										
1岁										
2岁										
4岁										
6岁										

注：麻风腮三联疫苗可替代麻疹、风疹、流行性腮腺炎单价疫苗。△为收费疫苗。

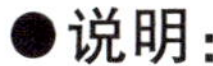

●说明：

1.小宝宝到了预防接种时间，家长应按时带他去当地医院进行预防接种。

2.宝宝预防接种后，会出现一些局部或全身反应。在接种后数小时至24小时左右注射部位可能出现红、肿、热、痛，或发热、头痛，偶有恶心、呕吐、腹泻等。这时，应给孩子多喝水和充足的休息，这些反应一般在2～3天内会自行消退，不需作特殊处理。如发生有异常的过敏或晕厥、休克等反应，或局部红肿继续扩大，高热持续不退，应立即送医院诊治。

3.预防接种还应注意，如小儿患有发热、急性感染、或有心、肾、肝和神经系统疾病及活动性结核病未治愈前，或正服用类固醇皮质激素或免疫力低下小儿，及上次注射疫苗有过敏史者都应暂缓接种。

Tips

接种疫苗的注意事项

1.接种乙肝疫苗的新生儿绝大多数无异常反应，接种卡介苗的新生儿可能会出现左臂红肿、硬结、化脓等情况，家长不必担忧，因为出现化脓是免疫效果成功的表现。但化脓处不要擦破，万一因洗澡或穿衣时弄破或脓太多，则要到医院做相应的处理。

2.患有严重皮肤病、湿疹或正在发热、腹泻的婴儿，暂时不要接种卡介苗。

3.有些婴儿接种后会出现发热、呕吐等全身反应，如症状不重，可用退热药等对症处理，严重时应及时去医院。

4.与孩子接触较多的家庭成员，其身体健康与否，对婴儿的健康至关重要。患有结核、肝炎、痢疾等传染病者，应注意隔离，不可接触婴儿，以免传染。

●我们的建议：

1.婴儿在2、3、4个月龄时，应各口服1次小儿麻痹混合疫苗糖丸，用于预防小儿脊髓灰质炎(俗称小儿麻痹症)。有过敏史的婴儿除可以口服小儿麻痹糖丸外，不要进行预防接种。婴儿腹泻时，可以服小儿麻痹糖丸，但此次不算，还需要补服1次。

2.婴儿3、4、5个月龄时，各注射1次百白破(百日咳、白喉、破伤风)三联疫苗，每次间隔不要少于28天。假如注射第一针百白破时，婴儿出现惊厥、高热等强烈反应时，切不可再打第二针了。颅脑受过损伤或有抽搐史的婴儿不能接种百白破三联制剂。

3.婴儿8个月龄时，多数婴儿体内已失去自母体获得的麻疹抗体，此时应接种麻疹减毒活疫苗。

8 当一回宝宝的体检医生

当你第一次抱起自己的宝宝，那一刻的感觉一定是终生难忘的。他(她)健康吗？这是新手爸妈们最关心的事情。当医生为宝宝做健康检查时，全家都会全神贯注地看着、听着，直到医生说一切正常时，才缓缓地舒了口气露出微笑。然而宝宝的某些异常并不是一开始就表现出来的，医生、护士也不是一直陪伴在宝宝的身旁，那么父母自己是否也可以学会对宝宝做一些简单的体格检查呢？

事实上孩子有许多不适都是家长发现的。

●检查顺序：

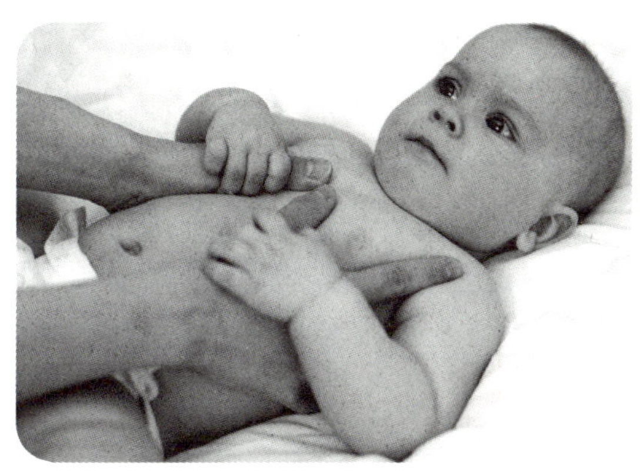

1.头部：用手轻轻抚摸宝宝的头皮，感觉有无肿块、有无凹陷，前囟和后囟的大小。使宝宝张嘴，了解口腔内有无异常；用红球放在距宝宝双眼25厘米远处，观察宝宝双眼能否追视红球。

2.颈部：颈部是否端正、有无肿块，活动是否自如。

3.胸部：观察胸部两侧是否对称、有无特别隆起、呼吸动作是否协调、有无呼吸困难；双侧乳房有无红肿和渗液。

4.腹部：先看有无腹胀，然后用手轻轻抚摸腹部，感觉一下是否柔软；腹部有无红晕和硬结、有无渗液。

5.臀部：皮肤是否光滑，臀后部有无包块和红肿，大便的次数和性状，如遇陶土色大便一定要及时就诊。

6.生殖器：男婴尿道开口是否在正前方，双侧阴囊是否对称、柔软，感觉一下有无睾丸；女婴有无尿道口红肿等。

7.肛门：肛门周围有无红肿。

8.四肢：有否多指、趾，双侧大腿纹是否一致，双大腿能否摊平。

●我们的建议：

实际上，父母可以利用一切机会为宝宝做如下检查，如：

1.喂奶时了解宝宝吃奶的情况。

2.换尿布时可看到腹部、臀部和排便情况。

3.洗澡换衣时观察皮肤皱褶处有无小脓点，皮肤黄疸是否已消退了，或加深了，或退后又出现了。

4.与宝宝交流时，可检查宝宝的听力、视力或精神状态有无异常等。

9 称一称宝宝有多重

婴儿期是宝宝生长发育最快的时期，一旦护理不好或喂养不当，很易导致体格生长迟缓。体格生长迟缓最早的表现就是体重增加速度减慢，甚至不增或下降。因此，在家中定期给婴儿称体重，是家长观察婴儿生长情况的好方法。

●物品准备：

1.体重计：目前市售的体重计品种繁多，有弹簧秤、杠杆秤、电子秤等。其中杠杆秤的准确度、灵敏度较适合为婴儿测体重。

2.一块1米见方的包布。

●称重：

1.将秤砣移到“0”位，检查是否平衡，可移动调整螺杆使空秤达到平衡(又叫调零点)。

2.尽量脱去婴儿的外衣、裤、鞋、帽，用包布将婴儿包起，注意让婴儿感到舒适，并确保安全。

3.将秤钩钩在包布打结处，不要离地过高，也可以在离床上方不高处称重。秤砣不要靠近婴儿，以免砸伤。

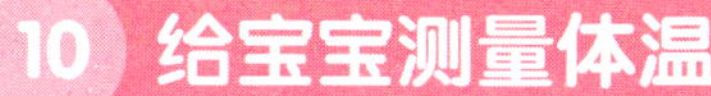

10 给宝宝测量体温

帮宝宝量体温，对家有幼儿的父母亲而言，可说是家常便饭的事。体温是宝宝身体状况的晴雨表，它告诉了我们许多许多的信息。

●我们的建议：

对未满月的新生儿而言，必须每天测量体温，直到满月，而最适当的测量时间为每天洗澡之前半小时或洗澡后半小时；满月后除非必要(父母可藉由观察脸部是否潮红，手脚有无冰冷现象，是否哭闹不休，或用手摸背部是否发烫来判断是否有量体温的必要)，否则就不用天天量了。

婴儿测量体温的部位为肛门，若有特殊情形，如腹泻、肛门周围有息肉时，改测量腋温。具体方法如下表：

项目	正常值	说　明
肛温	37℃～37.8℃	为最准确的方法。需注意的是，因为新生儿的肛门扩约肌收缩能力较弱，一受刺激就容易产生便意，父母可要多多留意。
口温	36.4℃～37.2℃	对较大的幼儿来说可用此法，但为安全起见，父母需在一旁看护，以免宝宝咬破体温计造成危险。
腋温	35.9℃～36.7℃	容易因没夹好而使所量温度不够准确，所以准确度较差。

●用肛温表测量体温的方法：

1.测量前先检视肛表水银端是不是完好无损，将水银甩35℃以下。

2.用凡士林油剂润滑后，将体温表以旋转方式插入肛门约2厘米。

3.测量1分钟取出肛温表，用卫生纸擦干净，与视线成水平的位置，查看水银度数，正常体温为36.5℃~37.5℃。

● **不宜量体温的时机：**

1.宝宝正在哭闹中(此时体温偏高)。

2.穿得过多、过少。

3.室内不通风，造成室温过高。

4.室内冷气太强。

5.盖太厚或太薄的棉被。

6.喂完奶之后(容易流汗)。

7.洗完澡半小时之内。

Tips

及早发现宝宝体温异常

1.若宝宝脸部发红，四肢冰冷、全身发抖时，应随时测量体温。

2.正常情况下，婴儿1日内的体温常常有一些轻度波动，一般傍晚时体温往往比清晨略高一些。在某些因素影响下，如进食、哭闹等常常会使体温暂时轻度升高；突然进入高温环境，室温过高或衣被过厚，也会使体温暂时轻度升高。相反，睡眠过程中、饥饿、体弱儿等，体温会轻度降低。

3.若新生儿体温持续出现38.5℃以上或低于正常体温36℃以下，且呈现不稳定状态，则可能发病。尤其是新生儿处于体温偏低状态时，可能预示婴儿患某些严重感染的疾病，这时要尽快就医，及早查明原因。

4.父母发现孩子发热时，最好不要急于退热，而应该请医生检查，明确诊断后再采取适当的降温措施。

11 理解宝宝的哭声语言

婴儿出世的第一个创举就是哭，用哭来表示他的诞生。

哭表达许多含义，如高兴、愤怒、饥饿、口渴、疼痛、恐惧等等，哭是婴儿与父母亲交流的方式。

年轻的母亲常常不熟悉这种“哭”的语言，只要听见孩子哭，便会自然而然地把他抱起来，或拍或摇，希望中止孩子的哭声，可还是哭，真恨不得能把宝宝塞回肚子里去！为什么宝宝这么爱哭呢？尿布也换了、奶也喝了，他还是哭！

●怎样理解婴儿的这种哭声语言？

宝宝哭泣所代表的信息是多层面的，大约可分为生理需求、心理反应、病理状况三种：

1.生理需求：当宝宝哭时，先检查尿布是否脏了或湿了，喝奶时间是否到了，还是渴了、太热(会流汗)或太冷(会手脚冰冷)、太吵、光线太亮或是太暗，衣服不合适等。

2.心理需求：若不是以上状况，而且哭得比较小声，甚至会盯着大人或伸出双手，就表示他只是想要抱抱，想要有人陪他玩。

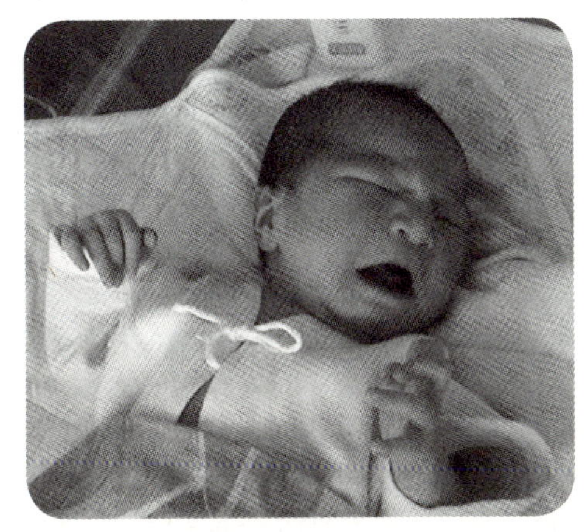

3.病理状况：假如宝宝哭声比平常尖锐而凄厉，或握拳、蹬腿、烦燥不安，无论如何抱也无法搞定，就可能是生病了！

很多妈妈会担心宝宝怎么那么爱哭，其实宝宝哭也是一种运动。对异常哭声，要多加留意，及时请教医生。

12 宝宝哭了，他表达了什么呢

哭，是新生儿交流思想的简单语言。是对冷热，饥饱、干湿、疼痛、寂寞的一种反应。

●非疾病性哭闹：

1.饥饿哭闹：伴有饥不择食之举，啃拳，吃衣、被角，进食哭停。

2.入睡时哭：声低，双目时睁时闭，哭声断断续续，中止哭闹即入睡。

3.便时哭闹：伴面部涨红或用力动作。

4.偶被刺痛或叮咬：小儿阵发性号啕大哭，间歇时，玩耍如常。成人应裸露小儿，仔细查找全身及衣物，看有无尖刺物和被叮咬。

●疾病性哭闹：

1.新生儿的哭声尖而直，提示颅内压增高，如缺氧缺血性脑病、颅内出血、颅内感染及核黄疸。

Tips

对于宝宝的啼哭一定要回应

1.做妈妈的一定要回应婴儿的啼哭声，多给予宝宝安慰，这样做对宝宝大脑的发育是有好处的。

2.不要不理会宝宝的哭，不要让他在那么小的时候，就对周围的人失去信任。

2.哭声低沉而粗，见于甲状腺功能低下。

3.哭声弱或伴有呻吟者，病情多严重。

4.肠功能紊乱：多于晚上发作，除烦躁哭闹外，还伴有面色潮红，但口周发白，腹胀，严重者双拳紧握，两腿屈曲，手足冷。一般持续数分钟或数十分钟。

5.营养不良：哭声无力，面色苍白，毛发稀疏，罕见笑脸。

13 脐带异常信号告诉我们什么

正常情况下新生宝宝的脐带在4～10天内脱落。如发现宝宝出现以下情况，均属异常，应及时诊治：

1.脐部流水或有脓性分泌物，脐轮皮肤红肿或去除脐窝痂后有脓性分泌物，脐部分泌物有臭味。这可能是脐炎，应及时去医院检查，绝不能耽误。

2.脐带脱落后脐根部的创面受异物刺激(如爽身粉、血痂)或感染，在局部形成小肉芽组织，直径0.2～0.5厘米，表面湿润，有少量粘液或血性分泌物，日久不愈。这可能是脐肉芽肿，应及时去医院检查。

3.脐带脱落后，其创面有红色、表面光滑湿润像黏膜样的肿物，很像小息肉，有少量分泌物，称脐茸，应及时去医院检查。

4.脐带脱落后，脐正中有黏膜样物，中心有孔，有肠内容物流出并带有臭味，周围皮肤常发生糜烂。这可能是脐瘘，应及时去医院检查。

5.脐部有一圆形或半圆形肿物，哭时增大，安静时恢复，手指探入可触到根茎部环的边缘。这可能是脐疝，应及

Tips

正确的脐部护理

1.新生宝宝要每天检查脐部，保持脐部清洁干燥，勿受尿便污染。

2.脐部切勿随便涂抹痱子粉等，以防感染。

3.如果宝宝出现脐部异常，应及时到医院就诊，绝不应掉以轻心，以免耽误治疗。

时去医院检查。

6.因过敏因素引起肚脐及周围皮肤的皮疹，表现为丘疹、糜烂、渗出及脱屑等，这可能是脐湿疹，可以用1%～4%硼酸液外洗，涂氧化锌油等。

14 宝宝大小便透露的信息

照顾宝宝时，由于妈妈接触孩子的时间比较多，所以总是能最早发现孩子的异常情况，尤其是孩子大小便异常情况，常常预示着某些疾病的发生，值得家长注意。

●宝宝正常的排便情况：

1.新生儿绝大多数在生后12小时内开始排出黏稠、黑色或墨绿色的胎便，生后二三天，大便颜色就转变为黄色糊状了。

2.母乳喂养的婴儿，大便呈金黄色，质软呈酱状，每天排便可达6～7次。用牛奶喂养的婴儿，大便质略干，呈糊状，色淡黄，每天排便1～3次。

3.正常足月新生儿93%于生后24小时内开始排尿，生后头数日，因液体摄入量少，每日排尿仅4～5次，1周以后，进水

量增多，而膀胱容量小，每日排尿可达20次之多。

4.正常婴儿，尿液清亮，透明，无臭，有时尿里有沉淀物。

●大便异常反映的疾病：

1.大便灰白色，同时宝宝出现眼珠发白和皮肤呈黄色，有可能为胆道梗阻或胆汁黏稠或肝炎。

2.大便黑色，可能是胃或肠道上部出血或服用防治贫血的铁剂药物所致。

3.大便带有鲜红的血丝，要看新生儿有没有假月经、肛裂、外伤及尿布疹。

4.大便为小豆汤样，可能为出血性小肠炎，这种情况多发生于早产儿。

Tips

新生儿的排便情况

1.如果新生儿出生24小时仍无胎便排出，有可能是胎便黏稠堵塞直肠所致，也有肠道或肛门有先天性异常的可能，这时务必要请医生诊治。

2.刚出生的新生儿，如果48小时还不排胎便，应马上请医生对新生儿进行全面检查。

3.新生儿出生24小时后若还未解小便者，应喂些温开水，并用温热水洗臀部，促进其排尿。新生儿生后48小时仍无尿，要考虑有无泌尿系统的畸形，应及时请医生诊治。

4.如婴儿尿道感染，除尿液异常外，还会有其他的症状，如发烧、尿道红肿或排尿时因疼痛而哭闹等，需要请医生诊断治疗。

5.新生儿大小便状况能够很好地反映他的身体健康状况，如果需要带宝宝去医院就诊，可以在家中提前留取宝宝的大便样，以便到医院能够及时进行化验，尽早得到诊治。

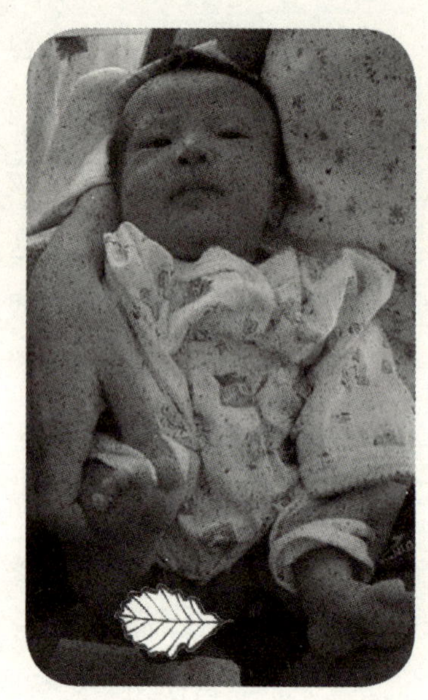

5.大便淡黄色，呈糊状，外观油润，内含较多的奶瓣和脂肪小滴(黄色颗粒)，漂在水面上，大便量和排便次数都比较多，可能是脂肪消化不良。

6.大便黄褐色稀水样，带有奶瓣，有刺鼻的臭鸡蛋味，为蛋白质消化不良。

7.大便为蛋花汤状，泡沫多，酸味重，量多，为碳水化合物消化不良。

8.大便次数多，量少，绿色或黄绿色，含有胆汁，带有透明丝状粘液，孩子有饥饿表现，为奶量不足，饥饿所致；也可能是腹泻。

9.大便粘液性，鼻涕状并带血，多为痢疾。

●小便异常反映的疾病：

1.小便次数较多，每次尿量少，小便时疼痛哭闹，可能尿道有炎症。

2.小便金黄色或橘黄色，可能受维生素B_2、黄连素、痢特灵等药物的影响。

3.小便棕黄色或浓茶色，摇晃时黄色沾在便盆上，泡沫也发黄，多见于黄疸型肝炎。

4.小便乳白混浊，如加热后变清则为正常现象，加热后变得更混浊则不正常。

Tips

贴心提醒

1.保持肛门清洁，在患儿哭叫时将其臀部置于温水中坐浴。按医生指导处理。

2.肛窦炎常是肛裂和肛门直肠周围脓肿的前因病变，如果治疗不及时还会形成肛瘘。

●**特别提醒：**

1.刚出生的宝宝，要特别注意大便的颜色：

(1)越淡的颜色越有问题，如淡黄或偏白色，可能胆汁分泌异常所导致。

(2)黑色大便可能有上消化道出血的情形。

(3)红色大便有可能是下消化道出血。

2.黄、白便可能是新生儿先天性疾病——胆道闭锁不全所致，要严加注意，千万不能忽视。

3.大便除了要观察颜色、次数之外，还要注意味道的变化。有酸臭味出现，可能因消化不良所致，部分宝宝症状轻微，不用吃药，可能2、3天后就痊愈了；情况严重时，大概不会只有大便酸味的症状，此时可能合并哭闹、呕吐、发烧等，大便次数比平时多，甚至已出现血便，此时要怀疑是否病毒性感染，最好尽速请医师诊治。

15 排便哭闹通报病情

婴幼儿特别是新生儿，排便前后常出现剧烈哭闹的现象，可持续数分钟甚至十几分钟。一些家长不知孩子为什么哭，如果仔细检查一下，有时会发现一些常见的肛门疾病：

1.肛窦炎：肛门及直肠交界部位细菌感染性炎症。便前、便后哭叫明显，肛门上方有时可见少量出血及有脓性分泌物排出。

2.肛裂：在肛门前或后方正中可以看到有一纵行的皮肤裂口，表面有少量出血。婴儿排便时，因肛管扩张产生疼痛，婴儿哭闹。少数患儿可有便血。

3.肛门炎：婴幼儿特别是新生儿，皮肤娇嫩，易被尿便污染，很容易造成肛门周围皮肤及皮下组织细菌感染而出现脓肿。脓肿可向内穿透肠壁，向外穿透皮肤形成一管道(瘘)。

16 怎样早期发现新生儿耳聋

这是一个美丽的世界，宝宝来到人间，不仅要看到爸爸、妈妈、周围的景象，还要听到各种动听的声响。所以，要及早发现新生儿是否耳聋。

新生儿一出生就应有听觉，只是反应没那么灵敏，很多人都不太相信这一点。不过，只要你仔细观察就发现这是事实。一个正在睡眠中的新生儿，当突然有大的声响出现时，孩子随之会

Tips

及时发现孩子听力障碍

1.如果遇到新生儿过分安静，睡觉不怕大吵闹，对大人的招呼、逗引声音毫无反应，只是眼睛炯炯有神，注视大人的面部表现和举止动作，对周围环境突然发出的大声响，没有寻找声源的企图，那就说明孩子的听力可能有问题，应去医院仔细检查。

2.及时发现孩子听力障碍，给予听力和语言的康复训练。

有皱眉、两眼睁开、全身轻微抖动或全身惊跳。孩子清醒时，听到突然声响会眨眼、闭眼，或者眼睛和头轻轻转向声响方向。

17 怎样知道宝宝生病了

当身体不适引起不舒服的感觉时，不会说话的婴儿一定会用肢体语言和哭声来表达。此时他会握拳、蹬腿、烦燥不安，哭声特别尖锐或凄厉，这时家长就应该警觉了。

新生儿时期的主要常见疾病有吸入性肺炎、新生儿败血症、溶血症、颅内出血、缺氧性脑病、新生儿肠炎、化脓性脑膜炎、脐炎、脓疱病、硬肿症、破伤风及产伤等。其中以难产儿、窒息儿、产伤儿、早产儿、低体重儿以及母亲患有感染或糖尿病的孩子，发病率为高。

新生儿不舒服时，用肢体语言和哭声来表达，如果出现以下状况，应就医诊治：

1.体温过高或过低。初步了解孩子的体温情况，可采取用手触摸孩子手脚温度的方法，而明确其实际体温须用肛表测试肛温。如体温超过38℃或低于36℃，应视为异常。

2.不哭、不吃或少哭、哭声低弱以及哭时面色青紫或苍白。

3.昏昏欲睡，显得特别累，不易叫醒，吵醒后又立即入睡。

4.排便异常，包括腹泻、便秘(3天不解大便)、少尿或无尿以及排血便等。

5.食欲变差，奶量明显减少，没胃口，若强迫吃奶即频繁地溢奶或发生吐奶现象。

6.吃奶时很累、喘，口鼻周围发紫，异常盗汗等。

Tips

宝宝有病及早发现

1.如果宝宝发生情绪、饮食、睡眠、呼吸、体重方面的改变，则提示宝宝可能发生疾病，家长要密切注意观察。

2.婴儿6个月后，从母体带来的免疫球蛋白抗体完全消耗，而婴儿自身免疫功能还不完善，那时婴儿比以前更爱生病了。

7.喷射性吐奶。

8.耳朵有分泌物流出。

9.黄疸出现过早、消退延迟或消退后又重新出现。

10.呼吸过深、过促、面色发灰、口吐白沫或咳嗽，有浓稠性的鼻涕。

11.口腔中出现白色片状物，伴有孩子吃奶困难。

12.皮肤出现皮疹或皮肤发硬。

13.新生儿抽搐往往与大孩子不同，其表现形式多样化，且动作异常细微，很易被忽视。如孩子出现憋气、四肢抖动、口角抽动或阵发性眨眼、全身强直等情况，就是发生了抽搐。

14.脐部红肿、分泌物过多。

15.臀部皮肤发红、起疹或出现脱皮现象。

16.肢体肿胀、活动受限或触弄某一肢体时，孩子即发生剧烈哭闹。

18 带宝宝看病要注意什么

宝宝生病了，父母都希望孩子的病能得到及时正确的治疗，着急是可以理解的，但是，我们要给你的建议是：

1.就近治疗：宝宝的病，一般“伤风感冒”、“拉肚子”等常见病占绝大多大数，一般医院都能诊治，没有必要舍近求远去大医院。

2.不要乱投医：宝宝看病用药后，病情的好转，有个过程。不必带宝宝去好几个医院。

3.简单扼要地向医生诉说病情：恰当地诉说病情，是医生诊治疾病的重要资料，能使宝宝得到及时有效的治疗。医生需要了解的情况一般有：

(1)疾病发生的时间，主要症状，病情变化过程，如系复诊还要说明用药的效果。

(2)过去曾患过哪些疾病，打过哪些预防针，孩子和家庭成员对哪些药物过敏。

19 了解新生儿异常状况和常见疾病

月子宝宝十分娇嫩，年轻的父母们应当多了解一些新生儿异常状况的知识，从而在出现异常情况时从容应付。

●生理性黄疸

生理性黄疸是新生儿的正常生理现象，主要是由于胆红素增多所致。约50%～60%的足月儿和80%的早产儿出现生理性黄疸。其特点为：

1.足月儿生后2～3天出现黄疸，4～5天达高峰，5～7天消退，但最迟不超过2周；早产儿黄疸多于生后3～5天出现，5～7天达高峰，7～9天消退，最长可延迟到3～4周。

2.每日血清胆红素升高<85 μ mol/l(5mg/dl)。轻者黄疸可局

限在面部、颈部和躯干，颜色呈浅黄色，重者可波及全身。

3.除黄疸外，新生儿一般情况良好，吃奶、睡觉、大小便均正常。

生理性黄疸不需特殊处理。早产儿生理性黄疸消退较慢，感染和缺氧也可使黄疸延迟消退，必要时可照蓝光。

●**马牙**

新生儿的齿龈边缘或在上颚中线附近，常会有一点一点的乳白色颗粒，表面光滑，为数不一。少的话1～2颗，多的话可能有数十颗，这是由于当胚胎发育6周时，口腔黏膜上皮细胞开始增质变厚形成牙板，为牙齿发育最原始的组织。在牙板上细胞继续增生，每隔一段距离形成一个牙蕾并发育成牙胚，以便将来能够形成牙齿；当牙胚发育到一个阶段就会破碎断裂并被推到牙床的表面，即我们俗称的“马牙”或“板牙”。

注意：一般在2周左右就可以自行吸收，不能用针去挑或用布擦，以免损伤黏膜，引起感染。

Tips

宝宝生病的注意事项

1.有病的孩子，需要按时服药，好好休息。过多地去医院有害无益。如果宝宝精神较好，没有异乎寻常的哭闹、严重的吐泻或抽风等情况就不必忙着去医院。

2.医院是病人集中的地方，医院越大，病人越集中，室内环境会受到严重的污染，宝宝看一次病，很容易通过呼吸道或直接接触等渠道，染上其他患儿散布的病菌，造成旧病未愈又添新病。

●阴道出血

女宝宝在出生后一个礼拜内，经常可以见到阴道有些许的血性分泌物或黏液，就像白带和月经一样，事实上，那是由于胎儿时期在母体内受到雌激素的影响，而出生后宝宝体内的雌激素便大幅下降，使子宫及阴道上皮组织脱落，是一种正常的生理现象。

●吐奶

吐奶，新生儿吃完奶后，常常会吐出一些奶，他并不是生病，只是在吸奶时连带吸入了空气，在吃完奶后把空气吐出来，使得奶也跟着吐出。预防方法是，不要让宝宝吸奶吸得太快，而且在吃奶后中途让宝宝有机会排出胃内的空气。当他吃完奶后，不要马上将他放回小床，而应该抱起他，让他把头伏在你的肩或膝上一会儿，轻轻由下向上抚扫他的背部，使空气排出（应可听到明显的打嗝声）。如果发现大量呕吐，下次到诊所时应请教医生。

●呕吐

当婴儿吃得过量，可能将部份或全部的奶都吐出来，这是无碍的。如果发生呕吐现象，应立即停止喂奶。每天给他喂几次少量的温开水。若呕吐不止，就该去看医生。注意，生病的婴儿必须在安静的房间休息，同时给以充分的饮料，因为婴儿对缺乏水分特别敏感。

●腹泻

腹泻是新生儿常见疾病之一，尤其在天气炎热，或受其他疾病影响时，都会腹泻。如果发现婴儿腹泻及发热，应立即去看医生，不可拖延。腹泻很容易辨认，大便次数忽然增多，而且稀焖和有臭味。在看医生之前，应让婴儿多喝流质（不是食物），如温开水或粥水，让婴儿多饮流质是很重要的，因为婴儿已失去大量水分，这种情形很危险。应注意保持婴儿的清洁卫生，也要在替婴儿处理完粪便后洗净双手，以防病菌传染。

●脐炎

脐炎是新生儿常遇到的一个问题。宝宝出生之后，脐带也就完成了它的历史使命。医生将脐带结扎后，5~7天后脐带残端干枯脱落，脱落后的部位即为肚脐。问题就发生在脐带还没脱落的这段时间内。如果在这段时间内护理不当，容易感染细菌而发炎，这就是脐炎。

预防脐炎的发生，方法很简单：保持脐部的清洁干燥。脐带未脱落时，给宝宝洗澡要分成上、下两部分洗，不要让脐带及包扎脐带的敷料沾上水。如果脐带上的敷料湿了，要及时更换。一旦发现宝宝的脐部有渗出液，一定要找医生看。爸爸妈妈要按无菌操作的程序给宝宝清洗脐带。必要时还要给宝宝用些抗菌素。

●红臀

臀红在医学上称为尿布疹或尿布皮疹，是新生儿常见的皮肤病。表现为与尿布接触部分的皮肤发生边缘清楚的鲜红色红斑，呈片状分布。严重时其上可发生丘疹、水疱、糜烂；如有细菌感染可产生脓疱。有时可蔓延到会阴及大腿内外侧。

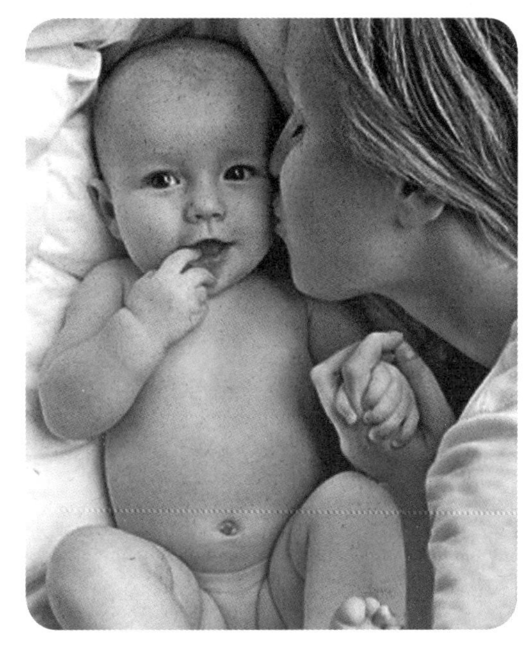

臀红主要是由于大小便后不及时更换尿布、尿布未洗净、对一次性纸尿裤过敏或长期使用塑料布致使尿液不能蒸发，婴儿臀部处于湿热状态，尿中尿素氮被大便中的细菌分解而产生氨，刺激皮肤所致。

如果宝宝出现了红臀，新妈妈要注意为宝宝勤换尿布。每次换尿布后用温热水将宝宝臀部皮肤洗净。可用灯泡或电吹风局部烘烤，促使宝宝红臀部位的皮肤干燥，局部血管扩张，促进局部供血，加快红臀的愈合。每天2～4次，每次10～15分钟。但须注意，烘烤应离宝宝臀部有一定的距离，以防烫伤。宝宝臀部干爽后，可涂一些可以治疗红臀的药膏(如鱼肝油滴剂与凡士林混合配制的软膏)或涂以经过消毒的植物油。

图书在版编目（CIP）数据

宝宝月子护理全面指导/优生优育专家组编.—北京：中国人口出版社，2012.9

ISBN 978-7-5101-1376-5

Ⅰ.①宝… Ⅱ.①优… Ⅲ.①新生儿-妇幼保健-基本知识 Ⅳ.①R174

中国版本图书馆CIP数据核字（2012）第214416号

最系统、最精心、最细致

的月子护理手册

宝宝月子护理全面指导

优生优育专家组 编著

出版发行 中国人口出版社
印　　刷 北京睿特印刷厂大兴一分厂
开　　本 710毫米×1020毫米 1/16
印　　张 14
字　　数 120千
版　　次 2012年10月第1版
印　　次 2012年10月第1次印刷
书　　号 ISBN 978-7-5101-1376-5
定　　价 28.80元

社　　长 陶庆军
网　　址 www.rkcbs.net
电子信箱 rkcbs@126.com
电　　话 (010)83519390
传　　真 (010)83519401
地　　址 北京市宣武区广安门南街80号中加大厦
邮　　编 100054